海派中医名家学术思想研究论丛 · 岳阳名医临证精粹

总主编 郑 莉 周 嘉

朱南孙
妇科学术经验集

主 编 董 莉
主 审 朱南孙

上海科学技术出版社

图书在版编目(CIP)数据

朱南孙妇科学术经验集 / 董莉主编. —上海：上海科学技术出版社，2020.1 (2024.10 重印)

（岳阳名医临证精粹）

ISBN 978 - 7 - 5478 - 4557 - 8

Ⅰ.①朱… Ⅱ.①董… Ⅲ.①中医妇科学—临床医学—经验—中国—现代 Ⅳ.①R271.1

中国版本图书馆 CIP 数据核字(2019)第 180059 号

朱南孙妇科学术经验集

主编 董 莉

上海世纪出版(集团)有限公司
上 海 科 学 技 术 出 版 社 出版、发行

（上海市闵行区号景路 159 弄 A 座 9F—10F）

邮政编码 201101　www.sstp.cn

浙江新华印刷技术有限公司印刷

开本 787×1092　1/16　印张 9.25

字数 128 千字

2020 年 1 月第 1 版　2024 年 10 月第 5 次印刷

ISBN 978 - 7 - 5478 - 4557 - 8/R·1904

定价：45.00 元

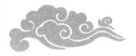

内容提要

　　本书是"岳阳名医临证精粹"系列丛书中的一种,介绍了上海中医药大学附属岳阳中西医结合医院名医朱南孙的从医之路、学术影响和临证经验。全书分为名医之路、学术思想、经验特色、经典医案医话、名医工作室团队跟师心得体会集萃、附篇六部分。朱南孙为国医大师、海派中医朱氏妇科的代表性传承人之一,擅长女子经、带、胎、产等妇科杂病。书中详细介绍了朱南孙对卵巢早衰、多囊卵巢综合征、排卵障碍性不孕症、盆腔炎性疾病后遗症等优势病种的诊治经验,并选录了月经病、带下病、妊娠病、产后病、妇科杂病的膏方治疗,且收录了主要传承人在跟师学习实践中的体验或领会,实为不可多得的临证参考素材,有助于读者提高对相关疾病的认识理解和深入研究。

　　本书可供中医或中西医结合临床医师、中医院校师生及广大中医爱好者参考阅读。

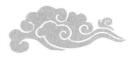

丛书编委会

总主编

郑 莉 周 嘉

副总主编

郝微微 李 斌 沈 雁 梅国江 朱 亮

顾 问（按姓氏笔画排序）

王清波 东贵荣 乐秀珍 朱南孙 严隽陶

吴焕淦 何立人 何星海 余小明 张 天

张秋娟 陈汉平 金利国 房 敏 赵粹英

是全福 凌耀星 浦蕴星 黄振翘 曹仁发

彭培初 鲁孟贤

编 委（按姓氏笔画排序）

马晓芃 王 怡 刘慧荣 孙武权 肖 达

吴士延 周韶虹 顾 非 钱义明 徐 佳

董 莉 鲍春龄

编写办公室

汤 杰 闫秀丽 任 莹 徐邦杰 吕凯荧

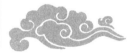

编委会

主　　编　董　莉

副 主 编　（按姓氏笔画排序）

　　　　　王采文　许传荃　胡国华　夏艳秋

　　　　　黄宏丽

编　　委　（按姓氏笔画排序）

　　　　　王春艳　王唯迪　王怡青　卢　敏

　　　　　闫运平　许甜甜　邬之萍　张盼盼

　　　　　陆建英　陈　静　宋靖宜　林倍倍

　　　　　孟　炜　须义贞　赵　莉　夏　融

　　　　　眭　瑾　黄思卿　谢　源　蒋卓君

　　　　　杨亚林　谭　蕾

主　　审　朱南孙

序 言

百年中医，跌宕起伏，东西碰撞，甚是激烈。这些年来，中医药发展取得了举世瞩目的成就，它是一个巨大的宝库，有自己独特的理论和方法，有自己发展的规律。发展中医药是历史的选择，同时也是时代的需要。

历史选择了中医，是因为中医所具有的确切疗效和完整的理论体系，如整体观、辨证论治、治未病等理念，这些特色和优势应该在新时期得到充分发挥。

中医学中有这样一个说法："医者意也。"就是说为医者要头脑聪明，将呆板的原则灵活运用以应对灵活变动的"人"。所以说，中医是智慧之学。古典中医理论提供了一个以阴阳、五行、干支启发出来的框架，而数千年来的中医学者们又根据自己的临床经验不断修正着医书上的框架并将其不断地完善及发展。

近百年来，中医的发展经历了民国时期、中华人民共和国时期，从西学东渐、中医式微，到现在中西医并重，传统中医药在历史的潮流中蓬勃发展。处于历史洪流中的我们只有在继承的基础上，锐意创新，回归本原，才能更充分发挥中医特色优势，真正促进中医发展。现在正是中医发展的黄金时期，随着《中华人民共和国中医药法》的出台，国家政策大力扶持中医，我国传统中医药的发展迈上了新的台阶，中医作为一颗在中国五千年文化的长河中熠熠生辉的明珠正在不断绽放出新的光彩。中医要乘我国强盛之风，提升自身价值，谋求国际共识，尊重各国法律，稳步走向世界。

而见证了中医百年兴衰的朱氏妇科，自创始人朱南山先生起，朱氏妇科便以教书育人为己任，其所创立的新中国医学院就是为了培育更多的中医人才以更好地将我国传统医学发扬光大。余从医这 70 余年间一刻不曾忘记祖训，时刻以培育杏林后辈为己任。本次借"岳阳名医临证精粹"丛书出版之际将百余年来朱氏前人学术思想总结出版以飨同道,同时将近年来所遇部分病案记录以供各位临证参考。余有幸长于中医世家,自幼耳濡目染,在耄耋之年又被评为"国医大师",这不仅仅是一个称号,更是我的责任。老骥伏枥,志在千里,虽已届百岁之年,但身为中医人,我自当不吝所知所学,与同道后辈交流学习,为中医药传承发展添砖加瓦。

历时1年有余,"岳阳名医临证精粹"系列丛书终于付梓,这得益于岳阳医院领导的支持以及传承团队、出版社相关人员在此期间的不懈努力。愿这部凝聚了众多岳阳人心血的丛书能为更多的中医人所学所用,为推动中医药现代化发展略尽绵薄之力!

百岁老人 朱南孙 (朱南孙)

写于 2019 年夏

目 录

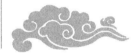

第一章

名 医 之 路

第一节 人 物 简 介

朱南孙(1921—),女,国医大师,上海市名中医,上海中医药大学终身教授,主任医师,享受国务院特殊津贴。其祖父朱南山、父亲朱小南是中国著名的中医妇科学家、医学教育家。朱南孙作为朱小南的长女,自幼天资聪颖,性格坚毅。她继承和弘扬祖业,以其睿智好学、锲而不舍的精神发奋努力,自1942年毕业于新中国医学院,1952年即随父加入上海市公费医疗第五门诊部(上海中医药大学附属岳阳中西医结合医院前身,以下简称岳阳医院),醉心临床,终成一代妇科大家。曾获全国及上海市"三八红旗手""劳动模范"等荣誉称号,2016年获中国最美女医师终身荣誉奖,2017年获得"国医大师"荣誉称号。作为上海市非物质文化遗产项目(朱氏妇科)的负责人及代表性传承人,她毕生以发展流派为己任,传承中医文化,光大国学精粹。

她济世七十余载,接诊患者百余万人次,承二世医业,结合临床实践,创立"动静观",提出"审动静偏向而使之复于平衡"的观点,总结"从、合、守、变"四法,为诊治妇科疑难病症建立了一套朱氏妇科特色的理论体系和治疗方法,临床疗效显著,引领全国。

她善于推陈出新,先后主编专著、发表论文50余部(篇),并带领朱氏妇科完成各级课题100余项,推广新技术5项,获国家知识产权2项及各科技奖励10余项。在朱南孙的带领下,岳阳医院妇科先后成为国家中医药管理局"十五""十一五""十二五"重点专科、卫生部"十二五"重点专科、上海市重点学科等。

她潜心传承,2001年即以工作室形式开展流派传承工作,现鲐背之年仍主持朱氏妇科流派建设工作,培养后学,传承队伍已遍及海外,朱氏妇科也成为全国工作室建设的成功典范。

第二节　缘起、传承与发展

一、南山木秀,杏苑芬芳

在上海北京西路长沙路口,坐落着一幢小楼,名曰"南山小筑",其主人便是朱南孙的祖父朱南山——上海滩赫赫有名的"朱一帖"所设立的诊所,在当时每日诊治200～300名患者,可谓门庭若市。出生在这样的医学世家,朱南孙自小就因其天资聪颖、性格坚毅而深得祖父南山公的喜爱,取名"南孙",寄望她长大后能够秉承家学,弘扬祖业。

年轻时期的朱南孙热爱运动,读高中时常常会脚蹬旱冰鞋,从"南山小筑"一路滑行去务本女中上学。当她高中毕业后,没有辜负家人的殷切期望,毫不犹豫地考入由其祖父和父亲一手创立新中国医学院,选择了中医作为她的终生职业。大学里,朱南孙孜孜以求,学贯中西。当时新中国医学院的教学体制可谓完备,制度严明,人才济济。朱南孙在名师指点下研习《伤寒》《金匮》、脉学、本草等经典及解剖、生理、病理等医学基础知识,为日后临诊夯实基础。临床实习,朱南孙有幸跟随儿科徐小圃、内科丁仲英、妇科唐吉父等名医,侍诊左右,耳提面授,获益匪浅。同时,父亲朱小南作为朱南孙的医学启蒙老师,谆谆教诲,环境熏陶比上课更有潜移默化之效,好学的朱南孙日就月将,1942年以优异成绩大学毕业。

业精于勤,躬亲实践,方能胸有成竹,操守得心应手,朱南孙大学毕业后,此后便随父襄诊,渐渐成为父亲朱小南的得力助手。对于第一次独立应诊的经历,朱南孙至今记忆犹新:那是1942年的冬天,适逢父亲出诊,朱南孙一人留守诊所,突然门外来了几个壮汉抬着进一位痛苦呻吟的中年妇女进来了,患者蜷缩着身体,手捂下腹,见到朱南孙便拉着她手说:"医生救救我,痛死我了。"朱南孙询问病情才知道,该患者一向痛经,最近两个月月经未来,引起了肚子剧痛。朱南孙本想等到父亲回来之后再给予诊治,但是患者看起来十分痛苦,像是等不了那么久了。她想:"痛则不通,不通则痛。"便自拟了1剂活血化瘀中药给患者服用。

患者及家属感谢而归,朱南孙却心若悬石,反复思虑,恐有疏漏。第二日,患者复诊,由家属陪同步行来,点名请小朱医师看,朱南孙惴惴不安,不料患者先感谢小朱医生解除了自己的病痛,诉服药后,次日流血量多,排出一成形胎儿,后出血量减少,腹痛亦除,回想前面是有孕在身,经水延迟,原本就不想再续嗣。朱小南马上指出女儿没有详细询问病史的错误。朱南孙在其父指点下,为其再拟祛瘀止血方后,患者痊愈。此为朱南孙首次独立接诊患者,有惊无险,朱小南以此为例告诫其"人命至重,不可粗枝大叶,治病必求其本,谨慎处之"。同时鼓励女儿独立临诊。而朱南孙也时时以这次经历为戒,提醒自己人命至重,万不可粗心大意。1943 年春,朱小南在诊所一隅为女儿单设桌案并登报启事,朱南孙正式独立坐诊,开始了漫长的行医生涯。

1952 年,朱南孙随父同入上海市卫生局开办的中医门诊所(后改为上海市公费医疗第五门诊部)工作,创建了当时上海医院中第一个独立的中医妇科。自那以后,她就一直在岳阳医院中医妇科工作,至今已在这里工作了七十五度春秋。

1983 年初春,一位妇女愁容满面地来到妇科求诊。朱南孙见她心情抑郁,深表关切。这位妇女见医生和蔼可亲,吐露了满腹心事。原来,她两年前结婚,小两口感情很好,可她一直没有怀孕。她母亲抱外孙心切,以致怀疑女婿生理有缺陷,执意要女儿提出离婚,这使她十分痛苦。于是朱南孙一面安慰她,一面给她做输卵管造影检查,结果发现她的输卵管阻塞是不受孕的原因。患者看到检查结果,担心这辈子再也不能生育了,不由地悲伤恸哭起来。一般认为,输卵管阻塞难以治疗,可朱南孙给予区别对待,观察这位患者在检查时情绪不稳,心理紧张,是否会因此而导致输卵管痉挛、不畅,出现"假性"输卵管阻塞?为了帮助这位少妇,朱南孙出手相助,在患者排卵期前,给她服用较重分量的疏肝、理气、通络药物,同时疏导少妇母亲,缓解少妇压力,使她心情舒畅。经朱南孙精心调治,该妇人状况改善,喜结珠胎。

20 世纪 80 年代初,有一位叫章英子的日本妇女,随华人丈夫到中国旅游,途经上海,拜访朱南孙。章英子 56 岁时因子宫大出血在日本当地医院就诊,检查诊断为卵巢癌,子宫附件全部切除。卵巢癌为恶性程度很高的肿瘤,患者 5 年存活率很低,虽行手术治疗,其后仍需化疗。章英子担心化疗后身体状况更差,希望利用剩下不多的时间,与家人共度,遂决定到各地旅游。其中首站是她丈夫的祖国——中国。中国传统文化博大精深,中医药更是灿烂瑰宝,在中国旅途中,亲朋好友建议她何不利用此机会,接受中医治疗。在众人推荐下,她抱着尝试的想法敲开朱南孙诊室大门。朱南孙耐心接待了她,详细询问病情,对她这种潇洒乐观的生活态度赞许有加,给予鼓励宽慰并倾力施治。几经调理,患者体质明显恢复、增强,更为称奇的是她不仅度过5年危险期,之后健康地生活,70多岁依然健在。在治疗后的十几年中与朱南孙始终保持问候联系。朱南孙谦和地说,是患者的生活勇气起了决定性作用,而章英子却一直认为,是朱南孙的治疗改善了她的生活质量,让她能继续欣享生活。两位遥远异乡老人,凭借中医药建立了跨国深厚友谊。

二、潜心钻研,知常达变

朱南孙临诊之余,潜心钻研,博采众长,于东垣脾胃论、丹溪滋阴降火、景岳温阳益肾诸说颇有心悟,更涉猎唐容川、王清任、陈自明、傅青主等大家学术精华,融会贯通。偏爱妇科古籍《济阴纲目》,认为该书言简意赅,汇前贤之精华,纲举目张,视其为熟练掌握的临床教参。

《济阴纲目》为明末医家武之望所撰妇产科专著,《四库全书总目提要》曾有记载。清代康熙钱塘人汪淇重为笺释刊定,并以眉批形式加入大量个人笺释内容。全书30余万字,引录诸家女科论述颇为精当丰富、选方实用,是中医妇产科代表著作。汪淇评介:"唯《济阴纲目》之一书,集百家之精华,汇诸书之奥旨,真千古之秘义。"朱南孙潜心研读,吸百家精华,纵横贯通,深得体会。《济阴纲目》广泛流传而未能为《女科证治准绳》所掩遮,自有独异之殊。朱南孙言,其眉批形式亦蕴涵作者丰富经验,笔笔临证心得之谈,使读者在理解女科证治之要旨同时,启迪临证行医,知常达变,触类旁通,思维活络。寥寥数语,见微知著,管窥朱南孙读书体察深细。

读书学以致用,方游刃有余。朱南孙治疗血崩,遵《济阴纲目》"凉血之中,又须破瘀散结"之旨,用于治疗产后血崩获效。某患,产后高热、血崩并见,伴口干神疲,舌红少苔,脉数,显然热邪燔于血分,血热伤络。虽然古人有训,"产后宜温""暴漏宜温宜涩",朱南孙认为此时万不可拘泥此说,病势危重,有性命之忧,塞流止血刻不容缓,遂投之犀角地黄汤,清热生津,凉血止血,平息血海之沸溢;佐以牡丹皮清血热又活血散瘀,使血热清而不妄行,血流畅而不留瘀。更妙的是在大队凉血止血药中,加入性甘温、化瘀而又止血的三七粉,是宗《济阴纲目》之法,凉血止血,毋使血行有半点凝滞,免日后瘀留为患。治法契合产后多瘀之病机,投方用药缜密,丝丝入扣,使患者迅速转危为安,化险为夷。

《傅青主女科》文字简要通俗,立法处方遵古训而不墨守成规,临证处方用药严格谨慎,奏效迅捷,为近代妇科临证指南,朱小南推荐欲作女科医者入门必读。朱氏后学谨遵先生教导。

朱南孙贴近临床,反复研读《傅青主女科》,感悟递进,心得颇丰。尽管《傅青主女科》妊娠篇仅12节,与一般妇科书比较,所论述病种少得多,但傅氏所处战乱年代,民众生活动荡不安,当时所遇产前病,虽多属孕早期疾病,然立法处方严谨。除恶阻和早期妊娠水肿外,余有九节论述胎动不安(妊娠腹痛、漏红)。临证应谨慎揣摩辨析。当时人们对提升人口素质,非常重视,分外关注胎儿出生后的智力、体力。孕妇求医保胎养胎的越来越多。对此曾有医家不以为然,朱南孙倍加重视,她认为孕早期是胚胎成长的萌芽期,也是受孕过程中的一个薄弱环节阶段。原因就在于妇女妊娠后生理上有特殊变化,较平时容易患病,抑或素有宿疾,妊娠期加重反应,早期保胎安胎,事半功倍。

三、同仁相亲,福泽众壶

朱氏妇科源远流长,不仅仅医术精湛,溯本求源,厚德载道成大业。早在1937年《新中国医学院第一届毕业生纪念刊》上,朱小南谈及:"医之为道,固不必泥于新旧,更不拘于中西,要唯术之精是求而已……术而求精,取彼之长,补我之短,发扬国学,光大国医,又奚不可?"

朱南孙秉承祖训,衷中参西,取长补短,视同仁相亲,涵养国医厚德,谦和待人。她临证时,对别处就医效果不明显、转而慕名求诊的患者,热情接待,认真诊治,从不贬低他人,反而耐心地为患者解惑开释。患者主诉,话说由来,常常以他处就诊为铺垫,说自己的病经许多医生都没看好,朱医生看了就有效。她总是谦虚地说:"你在别处看了一段时间,其实已治好一半,接下来由我治愈,也不过一半功效。"她对学生和子女也这样教育:对待所有的人都要宽容和爱护;对待治病和一切事情都必须戒骄戒躁。朴素话语,虚怀若谷,凡是接触朱南孙的人,无不敬重她的为人厚道。

朱南孙治疗许许多多不孕症妇女,解除她们的病痛,使她们喜添娇娃麟儿。

其中有一花絮在医林盛传。那是在治疗不孕症过程中,她结识了妇产科专家、上海新华医院(今上海交通大学医学院附属新华医院)妇产科田主任。当时田主任70多岁,在妇产科领域卓有建树,是德高望重的医学界老专家,令朱南孙崇敬备至。田主任的儿媳结婚8年不孕,经期不准,经前半月备受痛经之苦。妇科检查,患者子宫后穹窿左侧有黄豆大小的结节3粒。西医诊断为子宫内膜异位症及原发不孕。经治数年,凡能采用的方法屡屡使用,均无济于事。故请朱南孙中医治疗,朱南孙详察病情,采用理气化瘀、健脾益气、养血调经方法,患者服药5剂,月经按期而行,腰酸腹痛症状消失,多年的痛苦大为缓解,这是多年从未有过的事,遂增强了治疗信心。田主任也叮嘱儿媳要按时服朱南孙的药。接着患者连续服药18剂,结节消失,不久即怀孕。后来自然是田家喜得娇娃,合家感激之情不尽言表。1978年,著名妇产科专家林巧稚来上海检查工作,凑巧上海妇产科医家在南昌路科学会堂聚会。在如此医界"群贤毕至"的盛会上,田主任将此事告诉林巧稚,也向大家报告了他家的喜讯:"朱南孙医生治疗妇女痛经、不孕症有丰富经验,我今天有了一个可爱的小孙女,多亏朱医生治好我儿媳的病。"田主任由衷信服中医药博大精深,并诚心实意跟随朱南孙学习了好长一段时间中医。随着岁月的流逝,朱田两家友谊日深。1986年,朱南孙在美国探亲时,见到田主任的孙女,已长成亭亭玉立的少女,还弹得一手好钢琴。

四、梅花无语,品格自高

朱南孙虽出身医家名门,但也经历过生活坎坷、苦楚、悲凉。1957年,她的丈夫被错划为"右派",行动失去自由,继而又被遣送闽北劳动改造。当时对于上有年迈多病公婆,下有5个不谙世事子女的朱南孙来说,其中的孤寂、无奈,可谓如影随形,无以言表。

朱南孙白天上班,回家一番忙碌,劳心劳力,毫无怨言,恪尽孝道和责任,直到1965年,丈夫终于回到上海。但不久,随着"文革"开始,他再次被"横扫",父亲又被打成"反动学术权威",家门连连遭遇抄家,柔弱女子朱南孙得承担里里外外,适逢人到中年,医院门诊量极其大,朱南孙常常工作到天黑才下班,多时一日单人看门诊119人次。超负荷的多重压力没有将朱南孙摧垮,正如"厄运最能彰显美德",从她身上,看到了不幸带来的美德是坚韧,她平静地承受苦难,隐忍不屈,她对满腹委屈的女儿说:"傻孩子,这种不正常的情形不会长久的!"她坚信,国家会好起来的，家里会好起来的！这些远见卓识来源于她对生活不屈的信念。当"文革"的噩梦终于过去，朱南孙回首往事说："能挺过来，主要是心态比较好，无论遇到多么险恶的环境都能正确对待，自我排解，所以才得以活到今天，活得长寿。"

梅之高洁，傲雪凌霜，梅之品格，报春大地。朱氏名门家族，许多亲戚定居海外，常常邀请朱南孙到国外居住，朱南孙每次赴美探亲，因蜚声中外，上门求医者络绎不绝，包括好莱坞名导演之顽疾，经朱南孙中药调理，疗效显著，她施重金挽留，期盼朱南孙留在美国，朱南孙坚持，自己的事业在中国，那儿有好多学生，众多患者等着她。朱南孙淡泊名利，甘于奉献，她致力于中医教育，培养后备人才不遗余力，桃李芬芳医坛。她系统研究整理朱氏妇科，著有《朱南孙妇科临床经验》《朱南孙医案四则》《朱小南妇科经验》《女科调经要旨》等，经验宏富，启迪后学。她为人谦和仁厚，大气博爱，1998 年长江流域洪灾，她主动捐款 3 000 元；不久，又对希望工程捐款 5 000 元；2008 年汶川大地震，她再施援手捐助 10 000 元。2016 年上海中医药大学建校 60 周年纪念，从校报上得知此事的朱南孙以个人名义率先捐出了 5 万元。

五、为医精博，为师正范

朱南孙临证七十余载，以其精湛的医术和高尚的医德，享誉全国，蜚声海外。她擅长治疗崩漏、痛经、不孕、癥瘕、更年期综合征等妇科难治性疾病，为无数饱受疾病折磨的妇女解除了病痛，为无数不孕不育的家庭带来了福音。她待患者如己出，和蔼可亲，善解人意，总是以患者为重，顺应患者的需求，因势利导，辨证仔细，且因人而异，根据每个患者具体情况，给予耐心疏解安慰，化解患者的恐惧焦虑。妇科疾病常常涉及患者隐私，有些疾病与患者的家庭生活、个人情绪等有关，在许多人心中传统观念根深蒂固，触及个人隐私更是缄口难言。她根据妇科病的这种特殊性，注重患者的生理、病理和心理的综合治疗，在诊疗中常常以聊家常的方式，了解患者的生活起居和思想情绪，详细询问病情。对于那些有顾虑的患者，她总是与她们悄悄耳语，尤其是对外地农村来的妇女，考虑到她们来上海看病不容易，因此就看得更加认真仔细，为了照顾患者还尽可能地减少治疗费用。为了方便能更好地与各地患者交谈，她不仅学会了多种方言，还学会打几句哑语与聋哑患者沟通。由于她的治愈率较高，且对患者充满关爱之情，求诊的患者源源不断,多数患者是老患者介绍而慕名前来求医的。自然,朱南孙受到了广大患者的好评,在患者中有极好的口碑。有的称赞她是"送子观音",有的夸奖她是一位德艺双馨的好医生,为此,她被授予上海市卫生系统第四届高尚医德奖。

医学不仅仅以治疗为内容,更应以关怀为己任。医生就是这样,"有时,去治愈;常常,去帮助;总是,去安慰"。朱南孙的行医过程,是人文关怀的生动写照,启迪后学。医生的关爱,能弥补药物的不足,调动患者的生命动力;医生的关爱,能提升患者的抵抗力,帮助患者建立信心。

所谓"三尺讲台,三寸舌,三寸笔,三千桃李;十年树木,十载风,十载雨,十万栋梁"。朱南孙一直秉承"弘扬中医事业,传承流派文化"的信念,以一份拳拳赤子心大力发展中医事业。她集家学之精粹,学术思想自成一派,确立了岳阳医院在上海市乃至全国中医妇科界的学术地位,发展了朱氏妇科,同时推动了朱氏妇科与兄弟流派的交流,弘扬了中医文化。人,因心灵纯净而美丽;生命,在奉献中彰显价值。朱南孙一路走来,悬壶七十五载春秋,大医精诚,令人敬仰。

第三节 学术影响

朱氏妇科缘起江苏海门,发展于沪上,由祖父朱南山创立,奠基于其父朱小南,发展于朱南孙。其祖辈创建的新中国医学院,曾先后培养了500余名中医学者,其中包括第一批国医大师何任、朱良春等老一辈中医界泰斗,其影响遍及全国,远播海外,在中国近代中医教育史上留下浓重一笔。及至朱南孙,她采取多种培养模式,潜心教育,所悟岐黄均倾囊相授,培养了大批传承人,其中包括硕博士生导师,名老中医继承人导师,上海市名中医,国家中医药管理局优秀中医临床人才,全国及上海重点学科带头人,后备业务专家,国家专业委员会及地方专业委员会主任委员、副主任委员、常委等,传承脉络已远及美国等国家及地区,弘扬了中医文化,传承了朱氏妇科流派特色,进一步促进了朱氏妇科的发展壮大。

朱南孙先后担任了全国第一批、第二批老中医药专家学术经验继承工作指导老师、国家中医药管理局优秀中医临床人才指导老师、上海首席名中医工作室导师、上海中医药大学名医工作室导师,毫无保留地传授朱氏妇科之学,培养学术继承人,使他们不断成长,发挥在中医妇科建设和发展中的作用。

在朱南孙的躬亲带领下,朱氏妇科自 2001 年即开始以工作室形式率先在国内进行中医传承工作,以工作室为平台,以传承发展为目标,以朱南孙为核心,朱氏妇科的发展可谓日新月异。2001 年成立了上海中医药大学附属岳阳中西医结合医院朱南孙名中医工作室;2002 年成立了上海中医药大学朱南孙名中医工作室;2004 年朱氏妇科入选上海市首席名中医工作室建设项目;2009 年工作室被评为全国首批先进工作室,同年朱南孙被评选为中华妇科名师;2010 年朱氏妇科入选全国首批名老中医专家传承工作室建设项目;2012 年入选上海市海派中医朱氏妇科流派传承研究基地;2013 年入选国家中医学术流派传承工作室;2014 年朱氏妇科流派传承研究基地入选上海市进一步发展中医药事业三年行动计划项目;2015 年朱氏妇科入选上海市非物质文化遗产保护名录,同年朱南孙被授予上海市非物质文化遗产代表性传承人;2017 年朱南孙荣获"国医大师"称号,同年建立朱南孙国医大师工作室;2018 年朱氏妇科入选上海市海派中医流派诊疗中心建设项目,建立国家中医药管理局"朱南孙国医大师工作室";2019 年入选国家中医药管理局第二批流派传承工作室建设项目。在朱南孙学术思想的引领下,岳阳医院妇科成为全国中医妇科医疗协作中心、国家中医药管理局"十五""十一五"重点专科建设、卫生部(今国家卫生健康委员会)"十三五"中医临床重点专科、上海市医学重点学科、上海市重点学科、上海市教委重点学科,确立了岳阳医院在上海市乃至全国中医妇科界的学术地位,使朱氏妇科成为全国工作室建设的成功典范,从而大力发展了朱氏妇科,同时推动了朱氏妇科与兄弟流派的交流,弘扬了中医文化。

第二章
学 术 思 想

第一节 朱氏妇科学术思想渊源

古人有云："有一代之政教风尚，则有一代之学术思想。"业医亦如此，朱氏妇科悬壶百年，医人无数，杏林满园，桃李满天，其学术思想沉淀厚重而别具一格。第三代传人朱南孙总结前人经验、结合70余年临床积累，对朱氏妇科学术思想加以总结，得出朱氏妇科学术思想为：资天癸，理肝气，经带通调；究奇经，养气血，毓麟之本；君臣精专，佐及兼症，善用药对；诊治妇疾，经孕产乳，适时为贵。

一、资天癸，理肝气，经带通调

从肝肾论治妇科疾患，是朱氏妇科学术思想之精华。朱南孙从肝肾同源及冲任隶属于肝肾这一生理关系出发，在其父朱小南"肝气不舒，百病丛生，尤以妇人为先"见解的基础上，提出了"治肝必及肾，益肾须疏肝""肝肾为纲""肝肾同治"的妇科病临床治疗学说，贯穿临床实践，并指导后学，自成一派。

朱南孙认为，妇女疾患虽与五脏六腑皆有关，然与肝肾最为密切。肾为先天之本，主藏精而寓元阳，主生殖而系胞胎。女子的天癸来源于肾气，是肾气充盛之后的产物，是促进女子生长发育的重要物质。肾气、肾水充足则精血充足，天癸按期而至，生长发育健旺。妇女经、带、胎、产、乳之生理变化，与肾主生殖的功能健全密切相关。其生殖、生理功能从七岁肾气盛，二七天癸至，三七肾气平均，直至七七天癸竭，皆受肾气盛衰之主宰。肝为藏血之脏，与冲任血海有关。其性喜条达，主疏泄，主情志。女子以血为用，其一生中，经带胎产乳，均消耗阴血，故肝经血虚，血海不充，是常见之病理改变。妇女有"善怀多郁"之心理特点，易于佛郁,易致肝郁气滞,气滞则血亦滞,而罹患多病。肝经布胁肋,乳头为其所辖,乳部疾病亦常与肝有关。故历代许多医家,如叶天士等都有"女子以肝为先天"之说。

同时她还认为,肝肾同居下焦,相火寄于肝肾,自古有"乙癸同源"即"肝肾同源"之说,"肝肾乃冲任之本",治疗肝肾失调之妇科疾病应肝肾同治。肝肾为母子关系,肾主闭藏,肝主疏泄。两者同居下焦,二脏俱有相火。肝肾之阴精阴血可以相互为用,肝肾之相火又可以相互影响,故肝肾是同源的。明代医家李中梓《医宗必读》中有"乙癸同源,东方之木无虚,不可补,补肾即所以补肝;北方之水无实,不可泻,泻肝即所以泻肾"之论述,也从一个侧面指出了肝肾同治的论点。肝为刚脏,阳常有余,阴常不足,平日有赖肾水以滋养,柔其刚悍之性;肾为肝之母,肝郁肾也郁。故朱南孙提出了"治肝必及肾,益肾须疏肝"的肝肾同治学说。肝旺者,肾常不足,滋肾则所以平肝;滋补肝肾又需伍疏达肝气之药,以助滋补之力。

女子经带胎产乳受肝肾所统,在生理上依赖肾气充盈,肝血旺盛。肝肾协调则经候如期,胎孕乃成,泌乳正常。在病理上肾虚禀赋不足,则脏腑功能、生殖功能发育不全。肝经失调则血海不充,藏血疏泄失司。故在临床上肝肾两脏失调与妇科疾病密切相关。青春少女如肾气虚弱,癸水不足,则冲任失养,难以按月催动月汛,以致月经失调,该来不来,该去不去。成年妇女如肾阴亏损,血衰水亏,或肝血虚少,血海不充,则经来量少,经候衍期,甚至经行闭止。如肝木乏肾水濡养,肝阳肝火遂致偏亢,则经血妄行,经期提前。肝肾封藏失司,则经漏不止。肝郁不疏则经乱,前后不定,经前乳胀,临经头痛。肝郁气滞,气血阻滞则痛经。血滞日久,甚则癥瘕积聚。妇人胎孕,发端于天癸,凭借于冲任,植根于胞宫,皆赖肝肾精血充养。肝肾精血不充,则胎孕难成。妇女孕胎期,肾气不足系胞无力,或肝血不足无以养胎,则胎漏、胎坠、滑胎。妇女生产多易损伤肾气,或流血过多,肝经血少,肝肾亏损,常有腰背酸痛,或阳越阴亏,常自汗不止。更年期妇女肾元虚衰,或肾水亏乏,肝火偏亢,冲任不摄,崩漏不止,或肾虚肝郁,阴阳失衡,潮热自汗,忧郁烦躁,诸症迭出。

朱氏妇科辨证用药多体现肝肾为纲、肝肾同治的观点,清代医家尤怡在《静香楼医案》谓:"肝阳盛,肝阴虚,吸引及肾,肾亦伤矣。益肝体损肝用,滋养肾阴,俾水木相容,病当自愈。"朱南孙辨证用药,依据病情或月经周期变化,或单清不补,或清补并举,总使肝肾水木相滋,平衡协调。常以柴胡、黄芩、广郁金等疏肝、清肝方中配以女贞子、桑椹、枸杞子等益肾之品;在滋补肝肾方中少佐青皮、川楝子等疏达肝气之药,并强调经前肝气偏旺,宜偏重疏肝理气调经;经后肾气耗损,宜着重补源以善其本。

她注重肝肾在月经周期中的作用。如患者经前肝气偏旺时,治疗偏重于疏肝理气调经;经后阴血去,肾气偏虚者则着重补益肝肾,以顾其本。对不孕患者,除调理月经外,在排卵期前后,还加用温肾促性助孕之品,如仙茅、淫羊藿、石楠叶、蛇床子等。在治疗各种妇科疾病中,常在疏肝清肝方中加女贞子、枸杞子、桑椹、川续断、桑寄生等补肾药,在补肾方中又常佐疏肝理气之青皮、川楝子。由她所创的"健壮补力膏""怡情更年汤""促卵助孕汤"均为滋补肝肾之良方。其中健壮补力膏方用菟丝子、覆盆子、金樱子、五味子补肝肾、摄精气、固冲任;桑寄生补肝肾、强筋骨,石龙骨补肾强壮,孩儿参补气。该方广泛运用于肝肾不足、冲任虚损之崩漏、带下、闭经、月经不调、不孕症、胎漏等疑难杂病。而怡情更年汤以滋养肝肾之阴的二至丸为君药,加巴戟天、肉苁蓉、桑椹加强滋补肝肾之力,紫草、玄参清肝降火,淮小麦、炙甘草健脾养心除烦,首乌藤、合欢皮解郁怡神,治疗更年期综合征和其他年龄妇女属肾虚肝旺,症见心烦易怒、胸闷心悸、失眠多梦、烘热汗出等症者往往有奇效;在促卵助孕汤中用女贞子、肉苁蓉、桑椹益肝补肾,巴戟天、淫羊藿补肾壮阳,加参芪四物益气养血调经,辅以石楠叶、石菖蒲、川芎醒脑怡神,共奏益气养血、补肾助精、促卵助孕之效。

二、究奇经,养气血,毓麟之本

"冲"是冲要之意,脏腑经络之血都归于冲脉,是十二络冲要,故称冲为血海。任脉担任一身阴脉的妊养,又同妇女的妊娠有关,故称任主胞胎。两脉功能病变虽与其他各科都有一定关系,但冲任两脉皆起于胞中,隶属于肝肾而主司女性生殖生理,与妇科最为有关。宋代陈自明谓:"妇人病有三十六种,皆由冲任劳损所致。"调理冲任为历代医家所重视。

"冲任损伤"在妇科病机中占核心地位,李时珍指出"医不知此,罔探病机"。朱小南将冲任与脏腑、气血、其他经络的生理、病理关系结合起来,曾系统地论述了冲任的生理病理,并提出理法方药。她认为,冲任和肾、肝、脾、胃等关系很密切。《难经·三十六难》认为肾的功能是:"男子以藏经,女子以系胞。"清代钱国宾说："经本于肾,旺于冲任两脉。"肾气盛,然后冲任通盛,方能系胞,冲任于肝脏的关系,肝藏血,冲为血海,肝脏能调节血海的盈亏,肝郁导致气滞血瘀,则影响冲脉。冲任与脾胃的关系,古人认为冲任隶于阳明,血海的充盈,胞胎的供养,都是依靠脾胃腐化水谷,化生气血。在经络方面,冲任又和足太阴、足阳明、足少阴、足厥阴等经相联系。推究冲任病变的形成,一是脏腑气血、其他经络的病变影响冲任的功能所致;二是各种致病因素使冲任损伤而影响脏腑、气血和其他经络而产生疾病。还详细总结了调理冲任的常用方药。如补冲脉之气的吴茱萸、巴戟天、枸杞子、甘草、鹿衔草、鹿茸、紫河车、肉苁蓉、紫石英、杜仲;补冲脉之血的当归、鳖甲、丹参、川芎;降冲脉之逆的木香、槟榔;固冲脉的山药、莲子。而补任脉之气的鹿茸、覆盆子、紫河车;补任脉之血的龟甲、丹参;固任脉的白果。常用治冲任病的专方,如龟鹿二仙胶,王孟英的温养奇经方,《济阴纲目》中所载有四物汤、茸附汤、断下汤、伏龙肝散、调生丸、秦桂丸等。

朱南孙深得其旨,对冲任虚损的研究更趋全面,认为婚久不孕究其病源有邪侵冲任,胞脉阻滞之由;房事不慎易致热瘀交阻,冲任阻塞;闭经尚有肝肾阴虚,冲任不足,血海空虚等,把妇科病机与冲任损伤紧密地结合起来。临证时针对妇女月经周期冲任气血盛衰出现生理性变化的特点,将补充冲任和梳理冲任分类组合,分别施用于月经周期的各阶段,在调理冲任时,对邪留冲任者,治贵在通。如对房帏不慎,或宫内手术而致邪客冲任,湿热瘀交阻胞络的附件炎、盆腔炎用红藤、败酱、蒲黄、延胡索等组成的蒲丁藤酱消炎汤清热化瘀,梳理冲任。经漏不止,日久冲任必夹瘀阻,治当通涩并用,或先清理胞宫,进而补肾固冲。用药如蒲黄与五灵脂,熟大黄炭,茜草与海螵蛸,三棱、莪术与三七等。对胞络阻塞,输卵管不通而久婚不孕者,期中通络加以补气,以鼓动通络之力。虚损者贵在盛。如对肾气不足、天癸未充、脾气虚弱、化源不足,或房劳多产、肝肾亏损等导致的冲任虚损者,以健脾补肾养肝法调补冲任。针对妇女随着月经周期变化,冲任气血盛衰也会出现生理性变化的特点,可将补冲任药和梳理冲任药分类组合,分别试用于月经周期的各个阶段。如对不孕症,氤氲期以巴戟天、肉苁蓉、淫羊藿、枸杞子、菟丝子等以温养冲任,经前期则以柴胡、香附、路路通、娑罗子等梳理冲任。冲任以通盛为贵,任通冲盛,则经孕产乳方可正常。

朱南孙认为带脉的病理机制,主要是由于带脉的弛缓,产生各种下陷的症状：一类是带脉虚弱，提系乏力。例如带脉虚惫后，任脉亦受其影响，任主胞胎，于是胎元不固，能导致胎漏；又如带脉弛缓后，小腹内的部分脏器也因而下陷，如肠下垂成为疝，胞宫下垂成为子宫脱垂等；此外，如带脉失去约束阳明经络的能力，宗筋弛纵，会形成足部痿弱不用的症状。而另一类是痰、湿、寒、热等各种致病因素影响带脉，以致它的约束能力减退，导致带下的疾患，所以带下病虽以颜色、气味、清浊来辨证定名，但都属于带脉的病变。朱氏妇科认为治疗带下病不论病之新久或带下颜色质味的不同，都宜截止而不宜任其下注，所以使用椿根皮、鸡冠花、海螵蛸等为治带的常用药，使其固约带脉，止其下陷；初起属湿热者则配以苍术、薏苡仁、黄芩、黄柏；秽臭者配以土茯苓、墓头回；久带寒湿者配以艾叶炭、小茴香；阳虚者配以鹿角霜、白蔹；精枯者配以阿胶、鲍鱼汁。朱氏妇科归纳前贤经验，补充一己之得将带脉药分类如下：升提带脉，多选升麻、五味子；固托带脉，多选龙骨、牡蛎、海螵蛸、椿根皮；止带脉之疼痛，多选白芍、甘草；温带脉之寒，多选艾叶、干姜；清带脉之湿热，多选黄芩、黄柏、白芷炭、车前子；补带脉之阴，多选当归、熟地。

三、君臣精专，佐及兼症，善用药对

朱南孙临诊，胸有定见，素以师古而不泥古著称。其治方多在十味左右，不超过十二味，组方严谨，味味有据，尤擅用药对，自成特色。女子以血为本，血证中尤以血崩最为凶险，医家每每感到棘手。朱南山早年创制出著名治严重血崩的验方——"将军斩关汤"，朱小南沿用并推广之，认为其有"补气血而驱余邪，祛瘀而不伤正"之功。后经朱南孙"治血证以通涩并用为宜"的学术经验加以演变，以"失笑散"为君，选择"将军斩关汤"中数味主药，更新为一首具有祛瘀生新止血之效，治疗重症崩漏的验方——加味没竭汤，以其独特疗效被纳入国家级科研项目。朱氏处方讲究配伍，或相须相使以增效，或相反相逆建奇功，可谓"游于方之中，超乎方之外"。药味不多，药量适中，依病情而定。如病体急虚，过补壅中，药量宜轻，常用 6～9 g，缓缓进取，渐收功效。朱氏主张择药尽量少用气味难闻、难以入口之品，并告诫学生要全面掌握药性。如苎麻根有养阴清热、止血安胎之效，又有润肠通便之力，尤益于阴虚血热胎漏伴便结不畅之先兆流产者，脾虚胎漏用之无益。再如莪术，有开胃之效，癥瘕痞结纳呆者多用。

第二节　朱南孙学术思想

朱南孙虽承家学，但从不囿于门户，涉足杏林七十五载，虚心勤勉，博采众长，在前辈的学术中，又汇入李东垣的脾胃学、朱丹溪的滋阴降火说、张景岳的温阳益肾论及唐容川、王清任的活血化瘀法，并糅和进陈自明、傅青主等临床大师的精髓，熔为一炉。她破除门户，扬长避短，衷中参西，追求创新，大大地丰富和发展了朱氏妇科。

朱南孙熟读经典，通晓现代医理，临证思维活跃，触类旁通，悬壶海上数十载，虚心勤勉，博采众长，承朱氏妇科前二世精华，在多年临床实践基础上，晚年医术尤为精湛，创立了"动静观"，提出了"审动静偏向而使之复于平衡"观点，形成了"从、合、守、变"的学术思想。

一、衷中参西，务求实效

朱南孙虽承家学，但从不囿于门户，曾先后求教于徐小圃、丁仲英、唐吉父等名家。20世纪50年代倡言中西医结合时，朱南孙十分尊重向她学习的西医同道，在临证中时时注意与他们切磋诊治疾病的心得。她认为，医学在发展，中医学应吸取现代科学技术和诊断手段，借以提高临床疗效，并由此探讨中医中药的奥秘。这一思想贯穿于朱氏整个医学实践。朱南孙将"治血证以通涩并用为宜"的学术经验加以演变，以"失笑散"为君，选择其祖父朱南山所创制"将军斩关汤"中数味主药，更新为一首具有祛瘀生新止血之效，治疗重症崩漏的验方。又同样以"失笑散"为君，配古方"通幽煎""血竭散"中诸药化裁成一首治血瘀型重症痛经的验方——加味没竭汤（即化膜汤），并运用了现代科学方法系统地研究了验方"加味没竭汤"治疗痛经的机制，取得可喜成果。对输卵管阻塞性不孕，她主张整体调节（中医药调治）和局部治疗（输卵管通液）相结合，疗效明显提高。对已用西药调节月经周期、控制出血的子宫肌瘤、子宫内膜异位症的患者，中药则重在化瘀散结；若是功能性子宫出血患者，则以固本复旧为法。如此取中西药之长、注重临床实效的精神值得后辈学习。

二、从合守变，燮理阴阳

朱南孙精于临床，善于总结，提出："动静乃阴阳之兆，以平为期。"她将诊治妇科疾患的要领归纳为"审阴阳,看动静",作为临证之原则。审阴阳,看动静,是以阴阳两纲为统帅,提纲挈领,执简驭繁;审阴阳,看动静,是辨人体阴阳之盛衰,察气血虚实动静,把脉妇科疾病变化之态势。她将妇科治法的运用精炼为"从、合、守、变"四个方面,以四法为原则,燮理阴阳,贯穿辨证施治。

"从"者,反治也。如寒因寒用、热因热用、通因通用、塞因塞用。若经少、经愆、乳少、经闭,症似静闭,应以动药通之、导之,然审证属精血不足、元气衰惫者,当充养精血,调补元气,以静待动,"血枯则润以养之",即以静法治静证。再如崩漏、带下、状似动泄,当以静药止之、涩之,究其病因,属瘀阻、癥积、湿蕴,需以动治动,用化瘀、消癥、利湿法治之。

"合"者,兼治也。病有夹杂,动静失匀、虚实寒热错杂,制其动则静愈凝,补其虚则实更壅。朱氏临证寒热并调,七补三消,通涩并举,药应兼用。如治血瘀崩漏不止,以通涩并用调治;体虚证实之癥瘕之证,用攻补兼施,常以莪术合白术,消补相伍,寓攻于补。

"守"者,恒也。对病程较长,症情复杂的慢性疾患,辨证既确,坚守原则,"用药勿责近功"缓缓图治,以静守待其功。如治血枯经闭,以补充经源为先,证不变,守法守方,待经血充盈,出现乳腹作胀等行经之兆时,因势利导,通利经遂。

"变"者,变通也。治病贵在权变,法随证变,并要因人、因时、因地制宜,及时调整治法。如实证痰湿阻络型闭经,先化痰通络,待湿化痰除,地道得通,邪去正虚,当及时转变治法,或调补气血,济其源流,经水自调。

"从、合、守、变"四法分述有异,皆紧扣病机,寓哲理于医理,管窥朱氏妇科临证经验之丰富。

三、审慎动静,达于平衡

朱南孙临诊圆机活法在握,辨证论治进退有序。她认为动静乃阴阳之兆,阴阳之道,损有余而补不足,以平为期;女子以血为用,气为上帅,贵在调和。她把诊治妇科疾患的要领归纳为"审阴阳,看动静",作为临证之原则。审阴阳,看动静,是以阴阳两纲为统帅,提纲挈领,执简驭繁;审阴阳,看动静,是辨人体阴阳之盛衰,在妇科则察气血虚实动静,把握妇科疾病变化之态势,动之疾治之以静药,静之疾加之以动药,动静不匀者,通涩并用而调之,更有动之疾复用动药,静之疾再用静药以疗之。

四、经孕产乳,适时为贵

朱南孙临证施治,强调注意妇女经、孕、产、乳四期变化及少年、青年、壮年、生育期、更年期、绝经后等年龄阶段的区别。

她认识到月经期间妇女的生理病理变化及常见病症具有极大的不同,故用药也具有明显的阶段性。例如痛经的治疗需掌握给药的时间性、阶段性。气滞宜在行经前几日有乳胀、胸闷、小腹作胀时服药,疏肝调冲则经水畅行;血瘀者,行经初期,经水涩滞,腹痛夹瘀时,宜活血调经,瘀散经畅,腹痛可消;虚证者,宜平时调补,体质渐壮,即便行经期间不服药,痛经也会渐渐减轻。痛经又有婚前婚后之别,婚前痛经较为单纯,大多属先天肝肾不足,气血虚弱,或寒凝血瘀之类;婚后痛经常夹房事不洁之湿热瘀滞证,治当有别。

第三章

经 验 特 色

第一节　常见病种诊治经验

一、崩漏

血乃身之本,循行脉中,周流不息,调和五脏,洒陈六腑,滋养神气,濡润筋骨。女子经孕产乳皆以血为用,虽有经期、产后之出血(经血、恶露),但有正常之期、量,反之为病态。出血乃妇科一大症,如崩漏、月经过多、经行吐衄、经间出血、胎漏以及恶露不绝等,其中崩漏最为常见。兹归纳四法,以求探讨。

（一）通——祛瘀止血

通者,通因通用也。因瘀血阻络、血不循经而致崩漏乃临床所常见,其因不一,有肝气郁结,气滞血瘀,或郁久化热,血液煎熬成瘀,或经期感寒饮冷,或产后残瘀未净,新血不得归经,或气虚运血无力,流滞成瘀,也有因血室未闭,误犯房事,热瘀交结。由瘀致崩,必先祛瘀,瘀散脉通,出血自止。常用祛瘀之血药为蒲黄炭、熟大黄炭、山楂炭、花蕊石、牛角鳃、茜草、三七末,以及仙鹤草合益母草。常用中成药为震灵丹。然而血瘀有气滞、气虚、阳虚血寒、外伤脉络以及与寒、热、湿、痰等邪气夹杂之制,故运用祛瘀之血药需酌情与理气、清热、温经散寒、益气养血、滋补肝肾等法相结合。如妊娠胎漏,前人忌用活血化瘀之品,殊不知血贵宣通濡润,安胎之方佐以活血之品可以促进血供,达到养血活血安胎之效。

（二）涩——止血塞流

涩者,收敛固涩,止血塞流也。前人止崩有"塞流、澄源、复旧"三法,三法密切结合。出血是一症状表现,其因有寒、热、虚、实之制,故止涩塞流与澄源并举,若不审病源盲目止涩,往往塞而不止,即使暂时止住,也易复发。如傅青主谓:"世人一见血崩,往往用止涩之品,虽亦能取效于一时,但不用补阴之药,则虚火易于冲击,恐随止随发,以致终年屡月不能痊愈者有之。"临床选择具有双相调节或双重作用得止血药组方,如活血止血药(见前);凉血止血药:生地炭、地榆炭、侧柏叶、椿根皮、槐花、贯众炭;养阴止血药:生地炭、墨旱莲、鹿衔草、藕节;益气止血药:焦潞党参、焦白术、炒山药、芡实、莲须;补血止血药:地黄炭、蒲黄,阿胶;固肾止血药:炒杜仲、炒川续断、桑螵蛸、墨旱莲、苎麻根、覆盆子、山茱萸、五倍子;温经止血药:炮姜炭、赤石脂、艾叶炭等。

(三)清——清热凉血

妇科崩中吐衄热多寒少。热有实热虚热之分,其因有过食辛辣,有风热外袭,热入血室;有非时行房,热瘀互结;有郁怒伤肝,肝火内炽,热迫血行,也有时属更年,阴血虚损,肝旺肾虚。血"静则归经,热则妄行"。欲使血止,必使热清,热清则血止。实热出血,血色鲜红,其势猛急,烦热口渴,舌深红,苔薄,脉弦数或洪数。药用鲜生地、鲜藕汁、地榆、侧柏叶、椿根皮、炒牡丹皮、仙鹤草、玉米须、白头翁、贯众炭等。若虚热出血,多见血色暗红,口干引饮,脉弦细数,舌暗红,苔薄少津。药用生地、女贞子、桑椹、苎麻根、小蓟草、仙鹤草、山茱萸等。若盆腔炎之夹有湿毒者需加清热解毒之品,如蒲公英、紫花地丁草、败酱草、红藤、制大黄等。

(四)养——扶正固本

养者,一指扶正补虚而止血,一指复旧善后防复发。宋代陈自明《新编妇人良方补遗大全》曰:"妇人崩中者,由脏腑伤损,冲脉、任脉血气俱虚故也。"五脏之中,"脾健则统血,肝平则纳血,肾足则固血"。"冲为血海,任主胞胎,若冲任受损,则经血失约,肝肾乃冲任之本,肝主疏泄而司血海,肾主胞宫而藏精气,精血同源,肝肾一体,故前人谓补肝肾即补冲任。"脏腑经脉虚损多由禀赋不足,后天失养,劳伤过度,将息失宜。或由郁怒惊恐,损及脏腑,而致冲任不固,崩漏不止。脾虚失统,治以健脾摄血;肾阳虚衰,精血不固,治以温肾固冲;肾阴不足,肝火偏亢,治以滋肾平肝,固摄冲任。心主血,"心和则血生",崩漏出血患者情绪极易紧张,心神不宁,血海难安。《医部全录》曰崩漏"治当大补气血之药,奉养脾胃,微加镇坠心火之药,治其心,补阴泻阳,经自止"。药如远志、朱茯苓、酸枣仁、合欢皮、首乌藤、淮小麦之养心疏肝安神,效果颇佳。

（五）四法兼备

通、涩、清、养是临床常用的四法，由于崩漏出血患者症情复杂，治疗时往往兼而用之。

通涩兼施（祛瘀涩血法）：单通恐经行量多或伤及肾气，单涩俱留瘀之弊，故寓通于涩，常取药对如仙鹤草配益母草、熟大黄炭配炮姜炭、川牛膝配炒川续断等，以及具有通涩兼备之药，如山楂炭、茜草、花蕊石、海螵蛸、三七末等组方。

清通兼顾（清热化瘀法）：宜用于热瘀交结之经淋崩中伴腹痛者，常见于经期或产后误犯房事，人工流产（以下简称"人流"）后或放环后感染、子宫内膜异位症、盆腔炎等症。常用蒲公英、红藤、紫花地丁草、败酱草、蒲黄、赤芍、川楝子、柴胡、延胡索、茜草、刘寄奴、焦楂炭等药。

清养并举（清肝益肾法）：宜用于素体阴虚或出血日久，阴血耗损，虚热内生，迫血妄行者，宜滋水涵木，相辅相成。常用生地、黄芩、白芍、青蒿、地榆、侧柏叶、椿根皮、女贞子、墨旱莲、桑椹、枸杞子等；心火旺盛加川黄连、莲子心、炒山栀、朱灯心、远志等；更年期加生牡蛎、紫草、白花蛇舌草、夏枯草等。

涩养兼顾（益肾固冲法）：宜于瘀血已净，脾肾气虚，冲任固摄法乏力者，取补养药和固涩止血药同用，也常选桑海螵蛸、山茱萸、覆盆子、五倍子、金樱子、焦潞党参、焦白术、仙鹤草、仙桃草等。

如遇经漏不止用药无效，需注意有无宫颈息肉，如更年期、老年期经断复来者，尤需排除子宫内膜癌。

二、经间期出血

《证治准绳·女科》云"天地生物，必有氤氲之时。万物化生，必有乐育之时"，此时是指两次月经中间的排卵期，也即古人所云"的候"。周期性的排卵期少量阴道出血，称为经间期出血。可归为月经先期、经漏、赤白带下等范畴。

正如海潮涨落有时，日月阴晴圆缺有期，女性的月经周期也有节律性的气血阴阳变化，这种变化符合阴阳消长转化的规律。月经过后，阴血渐增，精血充盛，阴长至重，此时精化为气，阴转为阳，的候到来，即完成了月经周期中一次重要的转化。若肾阴不足，或湿热内蕴，或瘀阻胞络，当阳气内动之时，阴阳转化不协调，阴络易伤，损及冲任，血海固藏失职，血溢于外，酿成经间期出血。从阴阳转化的角度可发现，本病的病机主要为阴虚，或兼湿热、血瘀。

对于排卵期出血的治疗,朱南孙主张动静结合,认为氤氲之时气血活动显著,此时"动"是主要的、绝对的、极为重要的。在这个过程中,如果由于重阴不足,转化欠利,反致气血活动加剧,氤氲乐育之气较盛,阴不能及时滋长,阴阳不得交接,可导致经间期出血。若墨守成规见血就止,一味使用止血药,以"静"治之,则在一定程度上影响了"动",虽然出血得止,但排卵受阻,实非其治也。故在滋阴清热止血的同时加入一定量的调气活血之品,以促转化,达到顺利排卵的目的。朱南孙常用处方中有生蒲黄、五灵脂、丹参、牡丹皮、炮姜、熟大黄、茜草、海螵蛸、大蓟、小蓟、益母草、花蕊石等。如湿热较重,则加红藤、败酱草、马鞭草等,认为清热之药,其利湿作用较强者,亦有助于气血活动。

第二节　优势病种诊治经验

朱南孙临证素以师古而不泥古著称,在治疗妇科诸疾之时,颇有自家风范。临床诊疗中总结与创新并举,在治疗闭经、排卵障碍性不孕、痛症、子宫肌瘤等方面特色鲜明、疗效显著,总结70多年临床经验,并带领学生完成了一系列优势病种的开发。

一、卵巢早衰

（一）概述

卵巢储备功能与女性的生育能力直接相关,包括卵巢内卵泡的数量以及卵巢产生卵子的质量两方面。随着女性年龄增长,卵巢功能逐渐衰退,反应性随之降低,卵母细胞质量下降,其产生卵子的能力随之减弱,进而导致生育能力下降的情况临床称为卵巢储备功能下降（diminished ovarian reserve,DOR）。卵巢储备功能下降常表现为月经初潮年龄正常或青春期延迟、第二性征发育正常的女性在40岁前出现月经稀发、经量减少渐至闭经以及流产、不孕等,在临床上女性也多因为月经紊乱的症状而前来就诊。卵巢储备功能下降作为非生理性的卵巢老化过程,若不经及时的治疗则可能进一步导致卵巢早衰（premature ovarian Failure,pOF）的发病。

卵巢早衰指女性在40岁前出现持续性闭经和性器官萎缩,并伴有卵泡刺激素（FSH）和黄体生成素（LH）水平升高而雌二醇水平降低的一系列综合征。卵巢早衰是一种由多病因导致的卵巢内卵泡耗竭或被破坏而引发的卵巢储备功能衰竭,作为一种异源性疾病,其具体发病机制尚不明确。目前已知的卵巢早衰病因包括遗传学、免疫学、酶缺陷、激素功能障碍、医源性因素、环境等方面。卵巢早衰通常首先表现为月经情况的紊乱,包括月经失调、闭经等,还会引发诸如性功能降低、不孕、类更年期症状等一系列临床表现,甚至还会引起脂代谢紊乱,导致动脉硬化、冠状动脉粥样硬化性心脏病(以下简称"冠心病")、骨质疏松症等并发症,对广大妇女的生殖健康和生活质量产生了极大影响。

流行病学研究表明,POF 在一般人群中患病率为 $1\% \sim 3\%$,在原发性闭经患者中患病率为 $10\% \sim 28\%$,在继发性闭经患者中患病率则高达 $4\% \sim 18\%$。POF 在 40 岁之前的发病率为 $1/100$,30 岁之前为 $1/1\,000$,20 岁之前为 $1/10\,000$,且发病率呈逐年上升的趋势。所以 POF 成为近来学者研究的热点课题之一,积极防治十分必要。

(二)中医药研究进展

1. 古代对卵巢早衰的认识 中医学无卵巢早衰这一病名,认为本病属"血枯""血隔""闭经"等范畴。"早衰"一词,最早见于《内经》。《素问·阴阳应象大论篇》:"帝曰:调此二者奈何?岐伯曰:能知七损八益,则二者可调,不知用此,则早衰之节也。年四十而阴气自半,起居衰矣。"本文论述的"早衰"主要是指月经不调、闭经。《素问·阴阳别论篇》:"二阳之病,发心脾,有不得隐曲,女子不月。"《素问·评热病论篇》:"月事不来者,胞脉闭也。胞脉者,属心而络于胞中。今气上迫肺,心气不得下通,故月事不来也。"《金匮要略·妇人杂病脉证并治》:"妇人之病,因虚、积冷、结气,为诸经水断绝。"《医学正传》:"月水全赖肾水施化,肾水既乏,则经水日以干涸。"《兰宝秘藏·妇人门》:"妇人脾胃久虚,或形羸,气血俱衰,而致经水断绝不行。"《女科撮要·经闭不行》:"夫经水,阴血也……其为患,有因脾虚不能生血者……有因脾郁伤而血耗损者……有因胃火而血消烁者……有因劳伤心而血少者……有因肾水不能生肝而血少者……有因肺气虚不能行血而闭者。"《丹溪心法·妇人科》曰:"有积痰下流于胞门,闭塞不行。"《万氏妇人科》:"妇人女子经闭不行,其候有三,乃脾胃损伤,饮食减少,气耗血枯,而不行者。一则忧愁思虑,忧恼怨恨,气郁血滞,而经不行者。一则躯脂痞塞,痰涎壅盛,血滞而经不行者。"《济阴纲目·论经闭大法》:"经不通,或因堕胎及多产伤血,或因久患潮热销血,或因久发盗汗耗血,或因脾胃不和,饮食少进而不生血,或因痢疾失血……或因七情伤心，心气停结，故血闭而不行。"《女科秘诀大全》："妇人经闭属火。"古人分别从五脏及气血、痰湿等方面论述了闭经的病因病机。由此可见，卵巢早衰的中医病机不外乎虚实两端，属虚者责之于肾、肝、脾之虚损，精、气、血之不足，血海空虚，经血无源以泻；属实者多责之于气、血、寒、痰之瘀滞，胞脉不通，经血无路可行。肾藏精、主生殖，肾中精气的盛衰，直接关系到"肾—天癸—冲任—胞宫生殖轴"的功能状态。本病又与心肝脾有关，五脏之中肝血肾精同源互补，疏泄封藏互相制约；脾主运化，为气血生化之源、后天之本，为月经提供物质基础；而心乃"五脏六腑之大主也"。

2. 病因病机　朱南孙认为导致卵巢早衰的病因可从《金匮》中所提及的"因虚、积冷、结气"三方面解释。因虚而导致的经闭不行在临床上往往多见。"夫经水者，乃天一之真水，满则溢而虚则闭。"精血亏虚，则经血无以化生，导致血枯经闭。《傅青主女科》云："经水出诸肾。"肾为先天之本，与经水的形成密切相关，肾虚则天癸衰少，地道不通，而进一步发展为血枯经闭。而脾为运化之源，脾失健运，则精微无以化生并输布濡养全身而致经水不行。外感寒湿之邪致寒凝胞宫，气血运行受阻，络道闭阻不通，冲任通行受阻，聚久而成瘀，最终导致胞脉闭阻不行，经水闭止。百病始生于气，妇人病因结气而起者多矣。血随气行，气机郁滞则血行受阻。肝主一身之气，肝失疏泄，则气机受阻，血随气滞而成瘀，瘀血闭阻胞脉而导致经闭不行。因此，朱南孙临证多从肾虚血瘀、气血虚弱、肝郁气滞三方面治疗卵巢早衰一病。

(1) 肾虚：肾为先天之本，藏先天之精。肾精生血乃为月经的物质基础，且肾精能化肾气促使天癸充盈。肾藏精，主生殖，为先天之本、天癸之源、冲任之本，通过胞脉与胞宫相通。月经的产生与调节离不开肾—天癸—冲任—胞宫轴，任何一个环节失常，均可导致月经失调，甚至闭经的发生。在月经产生的机制中，肾气起主导和决定作用。《傅青主女科》云："经水出诸肾。""经水非血，乃天一之水，出自肾中。"月经的初潮、绝经与肾有密切相关，决定于肾气的盛衰。所以卵巢早衰，月经早绝发生根源在肾。此病亦有寒凝血滞、痰湿阻络、心脾气血亏虚等证型，但多数医家认为肾精亏虚、冲任失调为其发病根本。肾阴匮乏，精亏血少，天癸衰竭，冲任血虚，胞宫失养，月经的化源亏乏，经水渐断；肾阳气不足，不能温化肾精以生天癸，冲任气血不通，胞宫失于温养，月水难至。朱南孙临证治疗卵巢早衰亦多以补肾养血为主，认为肾虚为本病之本。

（2）肝郁：女子以肝为先天，肝藏血，主疏泄。且肝有"易郁"的特性，女子性情多郁，如遇不遂，郁闷叹息不能自解，日久必伤肝，肝藏血失司，疏泄失职，气机失畅，气血不和，则肾—天癸—冲任—胞宫轴的功能受扰，不能维系正常功能，经血无主，血海不能按时满溢，渐致本病；且肝肾同居下焦，乙癸同源，为子母之脏，肝为刚脏，肝气郁久化火，暗耗气血，气血不足，不能荣肾填精，滋润冲任，下养胞宫胞脉。正如《内经》所云："二阳之病发心脾，有不得隐曲，女子不月，其传为风消，肝郁伤脾，化源日少，无以奉心化血，心脾血虚，血海无余，故经闭不行。"

（3）脾虚：《兰室秘藏》云"妇人脾胃久虚，或形羸，气血俱衰……为热所烁，肌肉消瘦，时见渴燥，血海枯竭，病名曰血枯经绝"。脾为后天之本，主运化，为气血生化之源，为经水的产生提供物质基础。脾胃久虚，形羸气血俱衰，经血难聚，血海空虚无以满盈。《万氏妇人科》云"妇人女子，经闭不行……乃脾胃伤损，饮食减少，气耗血枯而不行"。故我们认为脾虚所致气血亏虚是卵巢早衰的重要病机之一。

（4）血瘀：卵巢早衰一病病程较长，久病至瘀，瘀血是本病重要的病理产物和致病因素。肾虚与肝郁都可以引起血瘀。卵巢早衰逐年呈年轻化趋势，部分患者从事工作压力大，长期精神紧张，生活作息不规律，常致肝气不和，疏泄失常，导致气血失和，而致瘀结，瘀血瘀阻日久致胞脉血瘀、冲任失养而导致肾—天癸—冲任—胞宫轴功能紊乱，最终导致卵巢早衰。瘀久不消，络脉不通，必然影响人体整个代谢过程，包括肾精的化生。肾中精气逐渐衰少引起脏器的功能虚减，导致有害病理产物停留，不仅"瘀"象加重，而且痰湿停留，甚至痰瘀互结，出现虚实夹杂之证。

故云补肾、疏肝、健脾、活血为治疗卵巢早衰一病必不可少的方法。

（三）朱氏妇科诊治特色

1. **朱氏妇科对卵巢早衰的认识**　沪上朱氏妇科经三世传承家学，总结出"资天癸，理肝气，经带通调；究奇经，养气血，毓麟之本；君臣精专，佐及兼症，善用药对；诊治妇疾，经孕产乳，适时为贵"的学术思想。其朱氏治疗卵巢早衰临证常以补肾活血为大法，根据肝郁、脾虚、血瘀等不同病机采取疏化冲任、健脾益气、养血活血等方法辨证施治，以朱南孙多年总结的经验方补肾活血方为主方，散瘀血、理气血、调阴阳以使肾气盛、冲任通而天癸充，使月事以时而下。

（1）乙癸同源，肝肾为纲：朱小南在"女子以肝为先天"这一观点的基础上提出了"肝气不舒则百病丛生""尤以妇女为甚"的观点。而朱南孙认为肾为脏腑之本，十二经之根、藏精之胞胎，而肝藏血主疏泄，肝肾同居下焦，相火寄于肝肾；冲为血海，任主胞胎，冲任二脉皆起于胞中，隶属肝肾而司女性生殖生理。故谓之"肝肾乃冲任之本"，女子经孕产乳皆受肝肾所统，肝肾协调则经候如期，胎孕乃成，泌乳正常，故提出"治肝必及肾，益肾须疏肝，肝肾为纲，肝肾同治"的观点。故朱氏妇科认为卵巢早衰一病病本在肾，累及肝脾，其病位在冲任而变化在气血，"肾虚"被视作本病发生的主要病机。肾主生殖，为先天之本，肾气的盛衰可直接影响"肾—天癸—冲任—胞宫轴"的作用。肾藏精，肾气盛，天癸至，故月事能以时下；反之，当肾精匮乏，胞宫失养则可能导致闭经的发生。"瘀"被认为是本病发生的主要病理环节，《血证论》中有载："女子胞中之血，每月一换，除旧生新，旧血即是瘀血，此血不去，便阻气化。"宋代陈自明谓："妇人病三十六种，皆由冲任劳损所致。""冲为血海""任主胞胎"，冲任同起胞中，共司女性生殖生理，冲任脉盛，则血海蓄溢有常、司理有节，故经水如期而至。

（2）分经论治，重在奇经：冲为血海，任主胞胎，两者作用相辅相成，息息相关，其与妇科经带胎产有着直接的联系。冲任与五脏六腑关系密切，脏腑病变均有可能引起冲任功能的失调从而对月经的造成影响。如脾胃病变导致气血无以化生，运化受阻，则能引起冲任血虚，上见乳汁缺乏，下见月经闭止。而冲任隶属肝肾，肝气的条达与肾气的通盛能直接影响冲任的功能，使月经以时下。

带脉"起于季胁，回身一周"，因其特殊的循行走向，带脉有着总束诸经的作用，主腰以下疾患，而胞宫位于下焦，且下焦为奇经汇集的所在。因此，带脉在妇科疾病的治疗中有很大意义。朱小南认为带脉疾患主要由于带脉的弛缓引起，肾气不足，带脉失约，进而影响冲任功能，从而导致闭经等疾患的发生。

（3）从合守变，燮理阴阳：朱南孙认为，卵巢早衰在中医古代文献中并无明确记载，"血枯""闭经""不孕"等皆属于该病范畴，因此，对于该病的治疗不应当局限于某一方面，而应当详加辨证，"谨查阴阳所在而调之"。《素问·上古天真论篇》说："女子七岁肾气盛，齿更发长；二七而天癸至，任脉通，太冲脉盛，月事以时下，故有子；三七肾气平均，故真牙生而长极；四七筋骨坚，发长极，身体盛壮；五七阳明脉衰，面始焦，发始堕；六七三阳脉衰于上，面皆焦，发始白；七七任脉虚，太冲脉衰少，天癸竭，地道不通，故形坏而无子也。"女性的一生是一个动与静相对平衡的矛盾运动的过程，如经水盈亏满溢，周而复始；十月怀胎，一期分娩；

产褥哺乳,经水暂闭。动静平衡体现在妇女每个生理阶段。对于该病诊疗应当因时因人制宜,对于处于不同生理时期的患者,治疗应当审其动静之偏向而使之恢复平衡之常态。由此,朱南孙提出了"动之疾制之以静药,静之疾通之以动药,动静不匀者通涩并用而调之,更有动之疾复用动药,静之疾再用静药以疗之者。"临床上总结为"从、合、守、变"四种治法。"从"者,即反治也,塞因塞用,闭证理应用通法,但经闭一证虚多实少,卵巢早衰多属肝脾不足、冲任亏虚,当以填补精血,血海充盛,经血自下,此乃"从"法。"合"者,即病有夹杂、动静失匀的患者临证需寒热同调,七补三消,通涩并举。如对于肾虚血瘀型的卵巢早衰患者治疗应当益肾活血并进,一通一补,消补相伍。"守"者,意在辨证既确,用药须坚定果断,对卵巢早衰病程日久,症情较复杂患者的治疗而言,守法守方的缓调之法尤为重要。"变"者,即治法是证情转变,用药根据疾病的不同阶段,灵活应用,如对于早衰患者分经前、经间、经期、经后分期调治以倍其效,对于不同年龄阶段的患者也因时因人而异用药,对于有生育要求的患者注重经间期的促排卵助孕,对于无生育要求的患者则以补肾活血、养血调经为主。

2. 朱氏妇科论治卵巢早衰经验方 补肾活血方为朱南孙临床经验方。朱南孙认为肾虚血瘀为卵巢早衰发病的主要病机。卵巢早衰一病病本在肾,累及肝脾,其病位在冲任而变化在气血。因此,朱南孙以补肾活血为主要治疗原则,用于进行卵巢早衰的防治。药物组成包括:党参,丹参,当归,黄芪,巴戟天,熟地黄,菟丝子,覆盆子,淫羊藿,紫河车。方中以熟地黄滋阴养血,巴戟天、淫羊藿温通下焦阳气,调畅气血,三者共为君药补肾益精;党参、丹参、当归、黄芪四药共为臣药,取其气血双补之意,益气以活血;菟丝子、覆盆子为使,用于平补肝肾;紫河车为取其益精填髓之功为佐。

全方滋而不腻,补而不滞,气血并补,补气益肾兼行血,肾阴肾阳并补,散瘀血、理气血、调阴阳,使肾气盛、冲任通、天癸充,则肾虚血瘀之证自除,月事方以时而下。

3. 辨证论治及加减

(1) 辨证论治

1) 肾虚血瘀证

[证候] 月经量少,周期不规则,或先或后,渐致经闭不行,经行血块,头晕耳鸣,腰膝酸软,肢倦神疲,健忘,皮肤蚁行感,两目干涩,或夜尿频多,阴部干涩,带

下量少;舌质淡暗,或有瘀点,苔少,脉沉细。

〔治法〕补肾活血,养血调经。

2)气血虚弱证

〔证候〕月经后期,量少,色淡,质稀,渐致闭经,神疲肢倦,头晕眼花,心悸气短,面色萎华,唇色淡红,舌质淡,苔少或薄白,脉沉缓或细弱。

〔治法〕益气健脾,养血调经。

（2）临证加减

1）兼见气血不足明显者:临证可以八珍汤加减益气健脾,增强补益气血之力,使气血化生有源、血海得充、蓄溢有常,则经水自调。即体现了朱氏妇科从合守变四法中的"从"法。"从"者,即反治也,对于卵巢早衰引起的闭经等看似应以动药通之的病症,审证患者系肾精不足,血海空虚所致,治疗以充养精血,以静待动为主,"血枯则润以养之",即塞因塞用。

2）兼见阴虚血燥:合二至丸加减,以女贞子甘苦入肾而补肾滋阴,以墨旱莲甘酸入肾而滋阴凉血。两药配用滋肾养肝、滋阴清热而调经。

3）兼见气滞血瘀:偏气滞者,佐以莪术、青皮、陈皮、木香行气导滞;偏血瘀者,佐以桃仁、红花、赤芍、三棱、莪术等活血通经。

4）兼见寒凝血瘀:若小腹冷痛明显者,佐以艾叶、吴茱萸、小茴香暖宫散寒止痛;若四肢不温明显者,佐以附子、细辛温阳散寒;若伴腰膝酸软等肾阳虚表现者,合右归丸加减以温补肾阳、活血通经。

5）兼见肝郁气滞:若兼见乳房胀痛不适可酌加赤芍散瘀止痛;白芍养肝柔肝;制香附、川楝子行气开郁;柴胡、延胡索疏肝理气,引药归经;路路通疏肝解郁,行气通络。

二、多囊卵巢综合征

（一）概述

多囊卵巢综合征(polycystic ovarian syndrome,PCOS)是生殖功能障碍与糖代谢异常并存的内分泌紊乱综合征,主要以稀发排卵或无排卵、高雄激素或胰岛素抵抗、多囊卵巢为特征表现。近年来随着不断地深入研究,认识到多囊卵巢综合征并非是一种单一的疾病,而是一种多病因,表现极不均一的临床综合征。主要表现为卵巢的卵泡不能发育成熟,不能排卵,从而形成囊状卵泡,最后成为多囊卵巢，它是以无排卵、闭经或月经稀发、不孕、肥胖、多毛和卵巢多囊性增大为临床特征的综合证候群，主要在 20～40 岁生育期妇女中常见。有文献表明在生育年龄妇女中占了 5%～10%。这个概率相当得高，占无排卵性不孕的30%～60%。

（二）中医药研究进展

1. 古代对多囊卵巢综合征的认识　中医没有多囊卵巢综合征病名，本病属中医不孕、月经后期、闭经、癥瘕病范畴。月经的产生是天癸、气血、脏腑、经络共同作用于胞宫的结果。其中任何一个环节功能失调都可以导致血海不能按时满溢而引起闭经。闭经与脾胃功能及精神因素有关。气血不足、寒邪积结、肝郁气滞也是导致闭经的原因。李东垣认为经闭不行有三：妇人脾胃久虚，形体羸弱，气血俱衰，而致经水断绝不行；或病中消胃热，善食渐瘦，津液不生；或心胞络脉洪数躁作，时见大便秘涩，小便虽清而不利，而经水闭绝不行，此乃血海干枯，宜调血脉，除胞络中火邪，而经自行矣。

2. 病因病机　近年来中医对多囊卵巢综合征的研究，辨证分型有肾虚证、血瘀证、痰湿证等，肾虚是多囊卵巢综合征的根本病因病机。药理研究证明补肾药具有调节内分泌的功能，而痰浊瘀血是多囊卵巢综合征不孕的重要病理因素，卵巢增大、卵泡增多、内膜增厚及血脂血糖升高等症候均属痰浊瘀血范畴。因此，补肾法通常贯穿整个治疗的始终，并配合针对痰浊、瘀血的治标之法。

（三）朱氏妇科诊治特色

1. 朱氏妇科对多囊卵巢综合征的认识　朱氏妇科辨治多囊卵巢综合征以"肾"为本，朱南孙治疗本病辨病与辨证相结合，朱南孙认为此病的发病机理由于卵巢内缺乏优势卵泡，是由于肾虚不足，蕴育乏力，因而卵泡发育迟滞；而卵泡排出困难，又与气虚推动不足有关，气虚卵泡难以突破卵巢而被闭锁，所以在治疗中，朱南孙提出"益肾温煦助卵泡发育，补气通络促卵泡排出"的治疗法则。多囊卵巢综合征以月经紊乱、不孕、多毛、肥胖、痤疮、双侧卵巢持续增大，以及雄激素过多、持续无排卵为临床特征。结合其临床病程较长、症情复杂的临床证候，朱南孙根据"从、合、守、变"纠动静失衡之大法，"静之疾用静药以疗之"。喻昌《医门法律》谓"新病可急治，久病易缓调"，针对血海枯竭之虚证闭经，宜守法守方，待精血充盈，经遂自通。如果治疗实证痰湿阻络型闭经，首当化瘀疏络，以动解凝，待湿化痰除，地道得通，而经量每涩少，盖邪既以去，正必受损，气血虚亏，当即转为调补气血,而济其源,则经自调。

2. 辨证论治及加减

(1) 肾虚痰湿证

[主症] 月经后期、量少,甚则停闭,形体肥胖。带下量多,头晕神疲,纳呆,便溏,胸闷痰多,腰酸肢楚。脉细,舌淡,苔白腻。

[证属] 脾运不健,湿聚脂凝,胞脉闭塞。

[治则] 滋肾养血,温脾通络。

[处方] 补肾活血方(朱氏妇科经验方)合平胃散加减。组成:当归15 g,丹参15 g,川芎6 g,石菖蒲9 g,川续断12 g,淫羊藿12 g,巴戟天12 g,陈皮6 g,制半夏9 g,莪术9 g,白术9 g,皂角刺15 g。

(2) 肾虚肝郁证

[主症] 月经后期、量少,甚则停闭,面部升火,面额痤疮,头痛,心烦易怒,口干便结,纳旺,胸闷气促。舌红,苔薄黄腻,脉沉细。

[证属] 脾胃素盛,体质尚实,由于情志不畅,心气郁结,肝失条达,脾土受侮,痰火胶结,阴精被劫,脉络空虚。

[治则] 滋肾养血,泻心火,疏肝气。

[处方] 补肾活血方(朱氏妇科经验方)合增液汤加减。组成:当归15 g,丹参15 g,石菖蒲12 g,川续断12 g,淫羊藿12 g,巴戟天12 g,肉苁蓉12 g,玄参10 g,赤芍15 g,生地15 g,黄芩9 g,卷柏15 g。

三、排卵障碍性不孕症

(一) 概述

不孕症(infertility)是指生育年龄的妇女,配偶生殖功能正常,婚后有正常性生活1年以上,未避孕而未怀孕者,分为原发性不孕和继发性不孕两大类。既往从未有过妊娠史,无避孕而从未妊娠者为原发不孕,古称"全不产"。既往有过妊娠史,而后无避孕连续12个月未孕者,称为继发不孕,古称"断绪"。不孕症在古代尚有"无子""绝产""绝嗣"之称。近年来不孕症的发生率有上升趋势,现在全世界不孕人数约8亿,发病率一般在5%~15%,不孕症已成为影响人类发展与健康的一个全球性医学和社会学问题。不孕症的病因十分复杂,其中因排卵障碍引起的不孕症占女性不孕症中的25%~30%。

（二）中医药研究进展

1. 古代对不孕症的认识　古代医籍最早在夏商周时期（公元前11世纪），《周易集解》中，就有"妇三岁不孕"之记载。春秋战国时期，《素问·上古天真论篇》首先提出了"肾气盛，齿更发长，二七而天癸至，任脉通，太冲脉盛，月事以时下，故有子"的受孕机制。《素问·骨空论篇》中又指出了"督脉者……此生病……其女子不孕"的病理。《内经》中还对女性的解剖，冲、任、督、带脉，子宫，胞脉胞络的生殖生理功能进行了较为详尽的叙述。自此之后，历代医家对本病进行了深入的研究，在很多医著中设有无子、求嗣、求子、种子等门类。古籍中虽无排卵障碍性不孕症的详细记载，但已有医家意识到了排卵对种子的重要性。明代《万氏妇人科》提出的"欲种子，贵当其时"，虽未指出具体的排卵期，但由此可见当时医家已隐约意识到排卵对受孕的重要性。当其时，则容易受孕；相反不当其时，则"胎难成，或生子多疾多夭"。而后王肯堂又在《证治准绳·女科》中详细解释妇人的"氤氲之候"即"一月一度的乐育之时"，类似于西医所称的"排卵期"，男女交媾只有在此时方能结胎于腹中。

2. 病因病机　肾藏精，主生殖，胞宫的功能主要是主月经和孕育。肾为天癸之源、冲任之本，气血之根。肾—天癸—冲任—胞宫轴的功能失调是引起不孕症的主要因素。肾中阴阳乃元阴元阳，是五脏阴阳之根本。肾阴亏虚，精血不足，天癸乏源，则血海空虚，卵子失于滋养而难以发育成熟。肾阳不足，命门火衰，阴寒客内，冲任失于温养，胞宫无以温煦则卵子发育不良、排出无力所致排卵障碍。七情内伤，肝气郁结，疏泄失调，气血不和；痰湿、瘀血内阻，阻滞冲任胞宫胞脉，亦不能摄精成孕；肾阳虚不能温煦脾阳，运化失职，水谷之精未能化生气血，血海不能满盈、冲任血虚导致月经后期、闭经；胞脉胞络失养，卵泡难以增长和顺利排出，故成不孕。文献研究发现多数医家认为不孕症是综合因素作用的结果，不孕症多因肾虚（肾精不足、肾阴虚、肾阳虚）、肝郁、脾虚引起，在此基础上又可继发血瘀、痰湿等病理因素。中医学从整体观念的理论出发，以补肾为根本，根据患者证型的不同辅以疏肝解郁、活血化瘀、健脾化痰等治疗方法，通过调节肾—天癸—冲任—胞宫轴的功能，促进卵泡发育，提高排卵率，且可改善子宫内膜对胚胎的容受性及黄体功能，有利于胚胎着床。

（三）朱氏妇科诊治特色

1. 朱氏妇科对排卵障碍性不孕症的认识　朱南孙指出，早在金元时期，朱丹溪即首先提出"女涵男"的真假阴阳人不能生育,还于《丹溪心法》中增补了肥盛妇人痰湿闭塞子宫和怯瘦妇人子宫干涩不能怀孕的证治。而明代万全谈到"五不女"(螺、纹、鼓、角、脉)不能生育。

朱氏常言脏腑功能正常,气血旺盛,阴阳平和为受孕基本条件。不孕症病因复杂,需仔细审证查因,方能药到病除。朱氏认为其病之根在于肾虚。肾阴亏乏、精血不足,不能滋养卵子生长;肾阳不充、肾气衰惫,不能鼓动卵子排出。临床上排卵障碍性不孕症患者多伴随月经失调的表现,或为经水涩少,或为经闭不行,又或暴崩淋漓,故问诊时首当问清月事,即所谓"经调然后子嗣也""肾气盛,齿更发长,二七而天癸至,任脉通,太冲脉盛,月事以时下,故有子""任脉虚,太冲脉衰少,天癸竭,地道不通,故形坏而无子也"。女子以肝为先天,肝气郁结,疏泄失常,气血失调,冲任不和,则亦出现胞宫不能摄精成孕。

朱氏亦认识到早先于《内经》即见任脉、督脉为病可致"不孕"的妇科病机,冲为血海,十二经脉之海,能调节十二经气血;任主胞胎,为阴脉之海。朱南孙指出任是担任或妊养之意,担任一身阴脉的妊养,凡精、血、津、液等阴精都由任脉总司,对人身的阴经均具调节作用;督脉为阳脉之海,与任脉同起于胞宫,二脉协同调节人身阴阳脉气的平衡,维持胞宫的生理功能;带脉横行,与纵行之冲、任、督脉间接相通并下系胞宫,可健运水湿,提摄子宫,约束诸经。朱氏深谙冲任受损、督脉虚损、带脉失约均可致不孕、胎动不安、滑胎诸疾。冲任受损,或冲任亏虚,血海不盈;或冲任阻滞,气滞、寒凝、热灼阻滞胞宫冲任;或冲任失调,封藏失司均可导致不孕症的发生。《素问·骨空论篇》曰:"督脉……此生病……其女子不孕。"道出督脉虚损亦可致不孕。带脉失约,则诸经失于固摄,可致滑胎,继而引发不孕。

朱氏认为排卵障碍,以虚证居多,即使确系实证,亦应注意疾病消耗之人正气,攻病之药亦能损耗人之元气,久病必伤正。阴阳乃人身之根本,"阴平阳秘,精神乃治",阴阳失衡,则动静失常,气血不和,胎孕难结。故朱氏用药重视审阴阳动静,不轻投温而刚燥之品。朱南孙又提出虚证日久者,必致瘀血夹杂,故用药不能一味投之以补益之品,以免阻滞气血运行。朱氏指出肾藏精,主生殖,妇人以血为本,以肝为重,肾虚、血虚、肝郁、痰凝均可影响胎孕。故朱氏妇科临证以肝肾为纲,尤重奇经,治疗常以调经为关键,以达调经种子之目的。具体以补肾填精为大法,根据肝郁、脾虚、血瘀等不同病机采取疏化冲任、健脾益气、养血活血等方法辨证施治。由此体现出朱氏治疗排卵障碍性不孕症"重在补肾,贵在养血,妙在调肝,功在疏通"之特点。

多囊卵巢综合征所致不孕为临床所常见,朱氏认为其最直接的病因是卵巢不能产生成熟的优势卵泡,导致无排卵或卵泡未发育闭锁。该病属中医学月经病范畴,因肾中元阴元阳匮乏所致。肾精源于先天,与水谷精微结合,化生天癸,肾气充盛,天癸蓄极而泌,促使任脉通,太冲脉盛,月经来潮,具有生殖能力。故朱氏妇科提出"益肾资天癸充盛,温煦助卵泡发育成熟"作为治疗多囊卵巢综合征致不孕的总则。于月经第一至第十日以补肾气、养精血、助天癸、调冲任为主,促使卵泡能不断受到滋养、勃发,至月经第十日后,卵子发育日渐成熟之时,加用益气通络药,鼓舞阳气,促卵排出。

2. 朱氏妇科论治排卵障碍性不孕症经验方　朱氏调经促孕方是朱南孙多年总结的经验方,有平补肝肾、益气促排的功效,对恢复排卵、改善黄体功能及子宫内膜容受性有较好的临床疗效。常有"一剂即孕"之奇效。同时朱氏治疗妇科疾病以善用药对见长,用药精专,效宏力专。

排卵前:朱氏调经促孕方——党参,黄芪,当归,熟地,巴戟天,淫羊藿,菟丝子,覆盆子,石楠叶,石菖蒲,蛇床子,川芎。

排卵后:朱氏调经促孕方去石楠叶、石菖蒲、蛇床子,加川续断、桑寄生。

朱南孙总结调经促孕方以妇人月经生理为期,重在调经种子,经调后即于易受孕之"的候"促排助孕。朱南孙指出,古方有云,石楠叶能"令女侍男",石菖蒲醒神开窍,蛇床子温燥肾阳,三者配伍可促进排卵,提高性欲,还起到疏通输卵管,促进卵子排出之裨益。川芎活血行气,祛风止痛,现代医学研究表明,川芎在一定程度上能兴奋下丘脑—垂体—卵巢轴,从而促进卵子排出。方中以黄芪、党参、当归为君补气养血、活血调经。熟地、巴戟天、淫羊藿、菟丝子、覆盆子为臣药平补肝肾,填精生髓,柔阳以济阴。石楠叶、石菖蒲、蛇床子为佐药能温肾阳、壮性欲,阳中求阴,以期阴阳平衡。最后以川芎为使,活血行气,促使卵泡从卵巢顺利排出。排卵后方中去石楠叶、石菖蒲、蛇床子等怡情促性之药,酌加川续断、桑寄生充肾精、强腰膝、固冲任、安胎元以支持黄体功能、改善子宫内膜容受性,助胚胎更加良好发育。

3. 辨证论治及加减

(1) 辨证论治

1) 肝肾阴虚证:婚久不孕,或月经初潮延迟,月经周期提前或延后,甚则停闭不行,经量少,色鲜红,质稠,月经前后乳房胀痛,发热;形体消瘦,头晕耳鸣,腰酸膝软,五心烦热,失眠多梦,眼花心悸,肌肤失润,阴中干涩;舌质红,苔薄少津,脉弦细或弦数。

2) 脾肾阳虚证:婚久不孕,或月经不调,量多少不一,色淡;或月经停闭不行;青春期始形体肥胖,胸闷泛恶,带下量多质黏,头晕心悸,胸闷泛恶,神疲乏力,面目虚浮或白,便溏,畏寒;舌淡胖,苔白腻,脉滑。

(2) 治疗原则:补肾填精,调经种子。

1) 肝肾阴虚证:滋养肝肾,调补冲任。

2) 脾肾阳虚证:温肾健脾,调经种子。

(3) 随证加减

1) 兼见肝肾阴虚者:于上方基础上适时加入龟甲、河车粉等血肉有情之品,另桂枝、鸡血藤活血痛经,以滋肾益精,通补奇经,生化无穷。

2) 兼见脾肾阳虚者:重在健脾温肾调冲,于上方基础上可加仙茅温补肾阳,鹿角片血肉有情之品调补肾之阴阳。

四、妇科痛证

疼痛是一种患者的主观感受,是一种复杂的生理心理活动,是临床上最常见的症状之一。疼痛可发生于患病机体的各个部位,既可出现于多种急慢性疾病当中,也可单独出现。目前根据发展现状,涉及疼痛的疾病可分为:

急性疼痛:软组织及关节急性损伤疼痛,手术后疼痛,产科疼痛,急性带状疱疹疼痛,痛风。

慢性疼痛:软组织及关节劳损性或退变疼痛,椎间盘性疼痛,神经源性疼痛。

顽固性疼痛:三叉神经痛,疱疹后遗神经痛,椎间盘突出症。

癌性疼痛:晚期肿瘤痛,肿瘤转移痛。

特殊疼痛类:血栓性脉管炎,顽固性心绞痛,特发性胸腹痛。

相关学科疾病:早期视网膜血管栓塞,突发性耳聋,血管痉挛性疾病。

而根据疼痛程度,痛证可以分为以下 4 种。① 微痛:似痛非痛,常与其他感觉复合出现,如痒、酸麻、沉重、不适感等。② 轻痛:疼痛局限,痛反应出现。③ 甚痛:疼痛较著,疼反应强烈。④ 剧痛:疼痛难忍,痛反应强烈。根据疼痛的性质,可以分为钝痛、酸痛、胀痛、闷痛、绞痛、锐痛、刺痛、切割痛、灼痛等。根据疼痛的形式,又可以分为钻顶样痛、爆裂样痛、跳动样痛、撕裂样痛、牵拉样痛、压扎样痛等。可见疼痛的性质、形式多种多样,成为困扰患者的一种主要症状。

疼痛常常是某些妇科疾病的主要特征,常见疾病如痛经、经行头痛、经行肛门坠痛、排卵期腹痛、盆腔炎、阴道炎、妊娠腹痛、妊娠头痛、妊娠合并阑尾炎、产后身痛、产后乳痛、肿瘤疼痛、子宫腺肌病、外阴疼痛、性交痛等。疼痛部位主要集中于下腹部、腰部、乳房、头部等。中医治疗妇科疼痛分寒、热、虚、实之不同和婚前、婚后之差别,依据疼痛发生的部位、时间、性质、有无出血、年龄等伴随症状给予不同的治疗,而不能单纯注重止痛,如异位妊娠等。

分析疼痛的病因病机,中医历代医家多从"不通则痛""不荣则痛"立论,妇科痛证亦不离左右。所谓"不通则痛",是指由于感受外邪、气滞、血瘀、寒凝、痰阻等而致经脉闭阻不通,阴阳之气相搏,气血逆乱,经脉阻滞不畅而出现的疼痛。《素问·举痛论篇》云:"经脉流行不止,环周不休。寒气入经而稽迟,泣而不行,客于脉外则血少,客于脉中则气不通,故卒然而痛。"此乃寒邪客于脉中,气不通则痛。"热气留于小肠,肠中痛,瘅热焦渴,则坚干不得出,故痛而闭不通矣。"此为热邪客于肠中而痛。《素问·五脏生成篇》曰:"卧出而风吹之,血凝于肤者为痹,凝于脉者为泣,凝于足者为厥,此三者,血行而不得反其空,故为痹厥也。"此为感受风邪,阻滞经脉致痛。《灵枢·五邪》云:"邪在肝,则两胁中痛,寒中,恶血在内,行善掣,节时脚肿。"此乃瘀血阻滞经脉,气血不通而痛。临床症见刺痛、胀痛、重痛、绞痛、窜痛、固定痛以及外伤性疼痛等,其病机皆可归于此类。

所谓"不荣则痛",指因各种原因导致的气血阴阳等的虚损,使脏腑、经脉失于温煦、滋养而发生的疼痛。《灵枢·阴阳二十五人》曰:"血气皆少则无须,感于寒湿则善痹、骨痛、爪枯也。"此乃气血虚损,无以濡养温煦经脉所致疼痛。《素问·举痛论篇》曰:"寒气客于背俞之脉,则脉泣,脉泣则血虚,血虚则痛。"此乃血虚不能濡养经脉而致疼痛。《素问·举痛论篇》云:"厥逆上泄,阴气竭,阳气未入,故卒然痛死不知人。"此乃阳微阴竭而致之疼痛。临床上症见隐痛、空痛、痛而喜按者皆属此类。

总之,疼痛是临床常见自觉症状之一,其部位可遍及全身,治疗应从治病求本的原则出发,本着"不通则痛""不荣则痛"的病因病机进行辨证论治,以提高临床疗效,解除患者痛苦。《素问·灵兰秘典论篇》又曰:"心者,君主之官也,神明出焉。"《素问·至真要大论篇》云："诸痛痒疮,皆属于心。"说明痛的产生与心亦有着密切关系。故临床在应用"不通则痛""不荣则痛"原则治疗的同时,还可结合"诸痛属心"的原则,加入引药入心经的药物,以提高疗效。本篇中论述以下两类。

【原发性痛经】

（一）概述

痛经是指妇女值经期或经行前后,出现周期性小腹疼痛或痛引腰骶,甚至剧痛晕厥,可伴有腹泻、呕吐、腰痛、头痛、乳胀等多种伴随症状。痛经分为原发性和继发性两种,其中原发性痛经又称功能性痛经,是指生殖器官无器质性病变者。国内外痛经发病率每年持上升趋势。痛经确切病因至今尚不明确,长期以来,大家都知道痛经与排卵的月经周期、前列腺素活性等有关,近年来研究表明催产素亦可能参与原发性痛经的发生,精神因素也可能是痛经原因之一。西药基于对该病的认识,采用阻止或降低前列腺素合成的药物,或采用口服避孕药等治疗。中医认为原发性痛经病位在子宫、冲任,以"不通则痛"或"不荣则痛"为主要病机,实者可由气滞血瘀、寒凝血瘀、湿热郁阻导致子宫的气血运行不畅,"不通则痛";虚者主要由于气血虚弱、肾气亏损致子宫失于濡养,"不荣则痛"。临床一般将原发性痛经主要分为气滞血瘀、寒湿凝滞、湿热瘀阻、肝肾虚亏、气血虚弱五型。

（二）中医药研究进展

当代妇科流派治疗原发性痛经,多以温通为大法,注重理气活血、温经化瘀止痛的综合运用。如海派蔡氏妇科的温经止痛方、化瘀定痛方、清瘀止痛方、逐瘀化膜方;哈氏妇科以通为顺,以温清补行为四法;浙江何氏妇科治痛经应用周期疗法,经前1周温理气血、经行加重温经散寒止痛、经后养血温胞;山西王氏妇科分寒凝血瘀、气滞血瘀、湿热瘀阻、气血虚弱夹瘀论治原发性痛经;贵州丁氏妇科讲究调理冲任气血,月经期调血止痛以治标,平时辨证求因以治本;浙江陈木扇女科治痛经重在调经以养血调气,开郁化痰为先,用药以"和"为期。

（三）朱氏妇科诊治特色

1. 朱氏妇科对痛经的认识　朱氏妇科认为原发性痛经首辨虚实。实证痛经病机在于"内外合因,冲任瘀阻"。正常情况下脏腑、经络、气血通过冲任二脉调节经、孕、产、乳各种生理现象,病理情况下寒凝、血瘀、气滞、湿热等各种致病因素也会导致冲任二脉瘀阻而致不通则痛。而虚性痛经病位虽在胞宫、冲任,但与肾关系密切,肾气充则任冲脉盛。反之,先天禀赋不足、肾气亏虚,或素体虚弱、早孕多产、耗伤精血,月经后血海更显不足,以致冲任胞宫,脉络失养,不荣则痛。

2. 朱氏妇科论治痛经　朱氏妇科论治痛经强调治病求本、重在求因,兼顾虚实夹杂、气血不和、寒热错杂;急则治标,缓则治本。根据痛经发生的时间以辨痛经的虚实,如强调经前或经行初期疼痛多属实证,月经将净或经后疼痛多属虚证。根据疼痛的部位察病位在肝在肾,在气在血,如痛在少腹一侧或双侧,痛处不定,上窜下达,多属气滞,病在肝;痛在小腹正中常与子宫瘀滞有关;痛及腰脊多属病在肾。根据疼痛性质、程度辨证,如掣痛、绞痛、灼痛、刺痛、拒按多为实证;隐痛、坠痛、喜揉喜按多为虚证;灼痛得热反剧则为热证;冷痛得热减轻则为寒证;痛甚于胀,持续作痛为血瘀;胀甚于痛,时痛时止为气滞。

朱氏妇科诊治原发痛经中的膜样痛经,应用加味末竭汤尤其独具心得,疗效卓著。加味没竭汤乃朱氏妇科第三代传人朱南孙取失笑散、血竭散、通瘀煎诸药化裁而成。其组成有生蒲黄、炒五灵脂、三棱、莪术、炙乳香、炙没药、生山楂、青皮、血竭粉。该方以蒲黄为君,化瘀止血;合五灵脂为失笑散,活血化瘀、散结止痛。加三棱、莪术、乳香、没药、血竭以破气行滞、活血化瘀止痛;生山楂消食活血和胃;佐以青皮疏肝理气。全方共奏活血化瘀、行气止痛之功。对气滞血瘀所致的女性膜样痛经、原发性痛经及子宫内膜异位症、盆腔炎等实证痛经均有显著疗效。

朱氏妇科治疗痛经强调体内动静平衡协调,可归纳为诊治四法。

(1) 温:针对寒凝血瘀证痛经,提出以温经散寒止痛为法。该证临床可见经前或行经时小腹疼痛、按之痛甚、得热疼减,经血量少,血黯红或紫,手足不温,畏寒,苔白润,脉沉。常选用全当归、川芎、陈艾、制香附、九香虫、炙乳香、炙没药、淡吴茱萸、姜半夏、炮姜、紫石英等温经散寒、理气活血之品。

(2) 化:针对气滞血瘀证痛经,提出以理气活血、化瘀止痛为法。临床可见于经前一二日或经期中小腹胀痛、拒按、经量少或行经不畅、经色紫黯有块、血块排出疼痛可减,经净后疼痛自消。常伴有胸胁、乳房作胀、舌质黯或见瘀点、脉弦或弦滑。常选生蒲黄、炒灵脂、三棱、莪术、乳香、没药、川楝子、延胡索、柴胡、青皮、制香附、刘寄奴、血竭粉等以疏肝理气、活血化瘀止痛。

（3）和：针对气血虚弱证痛经,提出益气和血养血为法。临床见于经净后或经前或经期小腹隐隐作痛,喜揉按,月经量少,色淡质薄。伴有神疲乏力,面色萎黄或食欲不振,舌质淡,苔薄白,脉细弱。常选用全当归、丹参、乳香、没药、制香附、生白芍、炙甘草、党参、黄芪、白术、川楝子、延胡索等以益气养血、疏肝理气、和血止痛之品。

（4）补：针对肝肾虚损证痛经,注重长期调理,补益肝肾之本。临证可见于经期或经后一二日小腹绵绵作痛,经色黯淡,经量少而质薄。常伴有耳鸣、头晕、眼花,或腰酸、小腹空坠不温,或潮热,脉细弱或沉细,苔薄白或薄黄。常选巴戟天、菟丝子、肉苁蓉、枸杞子、淫羊藿、川续断、杜仲、狗脊、山茱萸等滋补肾阴肾阳之品。

【子宫腺肌病】

（一）概述

子宫腺肌病是指子宫内膜向肌层良性浸润并在其中弥漫性生长。其特征是在子宫肌层中出现了异位的内膜和腺体,伴有其周围的肌层细胞肥大和增生。故有子宫内子宫内膜异位症之称,而盆腔内子宫内膜异位症则称为子宫外子宫内膜异位症。本病多发生于 35～50 岁的经产妇女,尤其是多产妇,约有半数患者同时合并子宫肌瘤,约 15% 患者合并外在性子宫内膜异位症。约有 25% 的子宫腺肌病患者无明显症状,使临床确切发病率很难作出统计。

（二）中医药研究进展

1. 古代对子宫腺肌病的认识　子宫腺肌病是西医的病名,在中医学中无此病名记载,但其临床症状和体征属于中医的"痛经""癥瘕""月经过多""经期延长"等病的范畴。典型症状是继发性痛经,进行性加重,月经量多,经期延长和子宫增大。从中医学的角度而言,痛经、月经失调、癥瘕等都与瘀血内阻有关,而血瘀的形成又与寒凝、气滞、痰湿等致病因素有关。明代李梴《医学入门》云:"血滞瘀积于中,与日生新血相搏,则为疼痛。"张景岳《妇人规》云:"瘀血留滞作癥,唯妇人有之。"《医宗金鉴·妇科心法要诀》云:"妇人产后经行之时,脏气虚,或被风冷相干,或饮食生冷,以致内与血相搏结,遂成血癥。"本病的症状及成因与这些论述相似。

子宫腺肌病多继发于产后、人流、诊刮术后,多由于产后或术后,血室正开,正气虚损,寒邪乘虚客于胞中,寒凝血瘀;或内伤七情,肝郁气滞,血行不畅致血瘀;或肝郁脾虚,运化失职,水湿内停,肾阳虚,气化无力,致津液不化,聚湿成痰,痰阻气滞,与血相搏结。气滞、寒凝、痰湿均可致血瘀,瘀滞冲任胞中日久而成癥瘕;瘀血内阻,冲任失调,则月经量多,经期延长;气机不畅,不通则痛,故而痛经。总之本病的实质是血瘀为患,属实证。但病久,失血伤津耗气,致气血虚弱,而转成虚实夹杂证。

2. 现代医学对子宫腺肌病的认识　痛经是子宫腺肌病的典型症状,其特点是继发性痛经进行性加重,呈痉挛性酸痛,难以忍受。经量增多,经期延长或多发月经,往往是本病的首要症状,少数患者可在月经前后有阴道点滴出血。少数患者有性交痛现象,这可能是由于合并有盆腔子宫内膜异位症之故。约30%患者无任何临床子宫腺肌病的症状。凡30岁以上的经产妇,出现经量增多、经期延长以及逐年加剧的进行性痛经,检查时子宫呈均匀性增大或有局限性结节隆起,质硬而有压痛,经期压痛尤为显著时,应首先考虑为子宫腺肌病。B型超声检查可在肌层中见到种植内膜所引起的不规则回声增强。

(三)朱氏妇科诊治特色

海派朱氏妇科的朱南孙对本病的治疗以活血化瘀消癥为主,结合辨证分型兼而治之。如气滞血瘀则疏肝理气,湿热瘀结则清热化湿,寒凝血瘀则温经散寒,痰凝血瘀则祛湿化痰。非经期以扶正为主,祛邪为辅。以温阳益气养血为主,少佐软坚散结消癥之品,如选用黄芪、党参、白术、菟丝子、熟地、白芍、当归、生山楂、三棱、莪术等,使得气足则血生,气旺则血畅,血得温则行,阴得阳助则生化无穷,气血充足,血行顺畅,癥瘕渐消;经期则活血祛瘀止血,使体内瘀血随经血尽去,瘀血祛陈则新血安其宅,不止血血自止,血行通畅则痛经消失。

在治疗时还要结合病程长短及体质强弱决定祛邪扶正之先后。如病程短,体质较强,则属实证,以祛邪为主;如病程较长,体质较弱,多为虚实夹杂证,可扶正祛邪并用,或先扶正后祛邪,如病情较急则应"急则治其标,缓则治其本"。如经期腹痛,出血量多有块,以实邪为急,应速用化瘀止痛止血之法,使瘀血随经血而去,可加三七、茜草、蒲黄以活血止血,以防活血太过。

朱南孙强调子宫腺肌病预防的重要性。注意经期卫生,月经期禁止性生活。月经期间应避免不必要的妇科检查,避免做宫腔内手术。坚持避孕,不做或少做人流。另外最关键是尽量少服用蜂蜜、蜂胶、红枣及大量服用阿胶等,这些滋补品极可能是容易引起体内的雌激素增高,从而诱发子宫腺肌病和加重病情。

五、盆腔炎性疾病后遗症

（一）概述

盆腔炎性疾病后遗症（sequelae of pelvic inflammatory disease，sequelae of PID）是盆腔炎性疾病的遗留病变，常为盆腔炎急性发作期未能及时彻底治疗所致，以往称为慢性盆腔炎。盆腔炎性疾病后遗症在机体抵抗力下降或高危因素存在下，可急性发作。根据发病部位及病理变化的不同，可分为慢性输卵管炎与输卵管积水、输卵管卵巢炎及输卵管囊肿、慢性盆腔结缔组织炎。2015 年 7 月在北京召开的第三届岐黄论坛妇科炎症性疾病中医药防治论坛上，对盆腔炎性疾病及后遗症中医诊疗达成共识意见初稿，对今后运用中医药诊疗盆腔炎性疾病后遗症有着重要的临床指导意义。

（二）中医药研究进展

1. 古代对盆腔炎性疾病后遗症的认识　传统中医并无盆腔炎性疾病后遗症之名，根据其临床表现特征，散见于"热入血室""带下病""癥瘕""妇人腹痛""痛经""月经不调""不孕症"等病证范畴。该病多因经行产后，胞门未闭，正气未复，或虫毒之邪乘虚内侵，与冲任气血相搏结，蕴积胞宫，耗伤气血，缠绵难愈。

《诸病源候论·妇人杂病诸候》中见"若经水未尽而阴阳合，即令妇人血脉挛急，小腹重急支满，胸胁腰背相引，四肢酸楚，饮食不调，结牢恶血不除，月水不时，或月前因生积聚如怀胎状"和《温病条辨》中见"热入血室……为邪热陷入，搏结而不行，胸腹少腹，必有牵引作痛拒按者"，是中医古籍对类似本病症状的描述。而对类似本病的中医治疗，始见《金匮要略方论》"妇人腹中诸疾痛，当归芍药散主之""妇人腹中痛，小建中汤主之"之论述。

近代中医总结出本病的病因病机为热、毒、湿、瘀、寒，病性为虚实夹杂，病位为冲任、胞宫。责之于经期、产后或摄生不洁，湿热、邪毒内侵，直入冲任及胞宫、胞脉，与血搏结，邪正交争，导致发热；不通则痛，则致腹痛。其病机关键是热毒或湿热与血搏结。《景岳全书·妇人规》"瘀血留滞作癥……总由动血之时，余血未净，而一有所逆，则留滞日积，而渐已成癥"描述了类似盆腔炎性疾病后遗症期的症状及病机。本病缠绵难愈，重伤正气，故临床常见寒热错综、虚实夹杂之证。其临床主要证型包括湿热瘀结、气滞血瘀、寒湿瘀滞、肾虚血瘀。

2. 西医学对盆腔炎性疾病后遗症的认识　现代研究发现，盆腔炎性疾病最常见的发病年龄为 20～35 岁妇女,发病率受性传播疾病(sexually transmitted disease, STD) 的影响较大,占女性性成熟人口的 1‰～2‰。该病国内尚无很明确的、大宗流行病学资料,2004 年由北京大学第一医院牵头组织的全国 14 家医院 3 590 例患者调查显示,该病最常见的检出细菌是大肠埃希菌和表皮葡萄球菌,以及淋病奈瑟菌和沙眼衣原体(CT)。国外许多地区的数据显示,淋病奈瑟菌感染和沙眼衣原体感染的发生率都与盆腔炎性疾病后遗症发病率相平行。过去 20 年内通过大量研究,主要为淋病奈瑟菌感染引起的急性、有症状的盆腔炎性疾病逐渐被 CT 或支原体感染的轻、中度盆腔炎性疾病所替代,而且淋病奈瑟菌逐渐对大多数抗生素耐药。西医对于本病治疗原则以抗生素抗感染治疗为主,必要时行手术治疗。

(三)朱氏妇科诊治特色

1. **朱氏妇科对盆腔炎性疾病后遗症的认识**　女性因有经带胎产特殊的生理特点,经行产后正气不足,胞门未闭,易感外邪。朱南孙认为盆腔炎性疾病后遗症总的病因病机为湿热和血瘀,日久致虚,病变部位在冲任、胞宫。发病初期因素体虚弱,或房劳多产,或多次流刮,湿热之邪乘虚而入,侵袭机体而发病;湿为阴邪,其性重浊黏滞,困阻气机,影响血之畅行,病久入络滞而成瘀,因此瘀为其发病过程中的病理产物;湿热、血瘀均为实邪,弥漫日久,阻滞冲任,可导致腹痛、腰酸、带下量多等冲任损伤之象。湿阻可致血瘀,血瘀又影响气机的升降,加重湿阻,湿瘀互结导致病情反复发作,最终发展为正虚邪恋。

2. **朱氏妇科对盆腔炎性疾病后遗症的诊疗特色**

(1)从、合、守、变,平衡阴阳:盆腔炎性疾病后遗症多有带下量多、小腹疼痛、腰骶酸痛、反复发作等特点,朱南孙认为应以"从、合、守、变"之法治疗本病。

从治:即从其因、从其证、从舌脉。辨明发病原因,根据临床证候及舌脉之象,制定治疗原则。朱南孙认为本病多由湿热、血瘀引起,故根据病因给予清热祛湿、活血祛瘀治疗。如带下是本病较常见的症状,朱南孙用"从"治法治疗带下,认为带下状似动泄,实属湿蕴、瘀阻、癥积,不能用静药盲目去收涩,应以动治动,用利湿、化瘀、消癥法治疗。

合治:即辨虚实和气血平阴阳。辨明本病属虚属实,平衡机体气血阴阳,多法并用。因本病病情日久损伤肝肾,往往出现虚实夹杂之症,"制其动则静益凝,补其虚则实更壅",宜攻补兼施。如腰骶酸痛是本病后期常见之症,若患者因流刮以后发生本病,应清其邪为先,后攻邪与补虚合用;若患者素体虚弱,经行产后摄生不慎,劳累所致,虽有实证存在,不可一味攻邪,首应补其虚以治其邪。若患者兼有其他疾病,也应多法兼备,最终达到平衡机体气血阴阳之效。

守治:即守其法、守用方、守调养。遵循总的治疗大法,方从其法,注重稳定期调养。盆腔炎性疾病后遗症中输卵管性不孕、慢性盆腔痛等占多数,也常因本病导致月经失调,缠绵难愈。根据辨证情况,处方用药不可急功近利,而应缓缓图治。朱南孙治疗本病多以3个月为1个疗程,药效平和,缓图其功。对因本病引起不孕症、月经失调、慢性盆腔痛等,常嘱患者冬令服用膏方。朱南孙认为膏方的服用对于女性经、带、胎、产、杂病均适用,常较单一中药处方疗效显著。

变治:即因机而变、因期而变、因需而变。应根据病机的转变,女性月经周期的不同,以及患者的需求遣方用药。女科疾病多与周期相关,对于本病引起的月经失调,应根据月经周期不同阶段气血、阴阳交替转换规律,周期论治;对于本病引起的不孕症,根据不孕症患者不同年龄,制定不同治疗方案。若患者年龄偏大求嗣心切,在复发期先攘外而后安内,在经前、经期清热祛湿、活血调经,在排卵期疏肝理气、通利冲任促孕,根据本病的临床表现,强调辨证论治。

盆腔炎性疾病后遗症腹痛常反复发作,清代叶天士在《临证指南医案》中有"夫痛则不通,通字须究气血阴阳"之论。故应审动静之偏向,使气血阴阳复于平衡。盆腔炎性疾病后遗症常常有复发期与稳定期,即动期和静期。朱南孙指出本病治疗在动期病邪较盛,应平衡邪正失衡状态,缓解其症状;在稳定期即静期应平衡阴阳巩固疗效。

(2)攻邪勿忘扶正,注重从虚论治:治疗盆腔炎性疾病后遗症,朱氏妇科立足于"攻邪勿忘扶正"的原则,攻补兼施,从"虚"论治。

疾病的发生、发展是邪正相争的过程,正邪相互对立,正气具有防御、调节、修复等作用,对于人体有益,而邪气具有损伤、破坏、致病等作用,伤害机体。正气在发病过程中起主导,正气较盛,体质强壮,则不易感邪;正气衰弱,体质羸瘦,则易感邪而发病。

盆腔炎性疾病后遗症在其发展过程中,因湿瘀交结损耗人体气血,病程较长,一些患者病程可达数十年之久,久病多虚,正虚邪恋。朱南孙认为,临床本病患者多有胃脘不适、纳呆食少、大便溏薄、腰膝酸软之征,考虑病情日久多伤脾肾,出现脾虚肾虚之象。治疗需扶正气以疗疾,注重补法的应用。明代黄承昊云:"大凡以药攻病者,去其大半,即宜养正气而佐以祛邪,正气充则邪气自尽。"对于盆腔炎兼脾虚之象者,当以健脾和胃为主;对于盆腔炎兼肾虚之象,当以补肾助阳。清代许豫和《怡堂散记》有"善补肾者,当以脾胃求之"。因此调理中焦脾胃可达到脾肾同补之效。朱南孙常用参芪四物汤(党参、黄芪、当归、熟地、白芍、川芎)加减朱氏盆炎汤攻补兼施,脾肾同治。通过补法应用,扶助人体正气,调和五脏阴阳,祛邪外出,达到有效缓解症状并防止复发的目的。

3. 朱氏妇科论治盆腔炎性疾病后遗症经验方　朱氏盆炎汤采用蒲公英、红藤、紫花地丁、刘寄奴、延胡索、续断六味中药组成,攻补兼施,清中有化,补中有疏。以清热祛湿、梳理冲任治其标,补肝益肾、扶正祛邪顾其本,使祛邪同时利于气血阴阳恢复平衡,邪祛而不伤正,扶正而不助邪。临床加减应用时,出现盆腔炎腹痛较甚可加生蒲黄、血竭末、炙乳香、炙没药增强化瘀止痛之功;出现经行量多加茜草炭、海螵蛸、仙鹤草化瘀止血之品;腰骶酸楚明显加杜仲、金狗脊;带下量多加椿根皮、芡实;若伴输卵管阻塞加桑枝、路路通、王不留行、丝瓜络通络之品;有盆腔包块者多加石见穿、铁刺苓、皂角刺散结消癥;经前乳胀明显加制香附、川楝子、广郁金疏肝理气;胃脘胀满不适加炒谷麦芽、佛手;大便干结加全瓜蒌、柏子仁润肠通便。

六、子宫肌瘤

(一)概述

子宫肌瘤(uterine myoma)由平滑肌及结缔组织组成,是女性生殖系统中常见的良性肿瘤。临床上,子宫肌瘤已经成为子宫切除的主要原因之一。子宫肌瘤患者经常伴有月经紊乱、月经量多、痛经等症状,甚者影响生育,影响了妇女的身心健康。随着健康体检意识的普及,临床发病率逐渐上升并趋于年轻化。在临床上以 30~50 岁妇女多见,20 岁以下少见。大多数患者在绝经后肌瘤会自行萎缩。子宫肌瘤常在患者常规体检中偶然被发现,绝大多数患病患者早期并无明显症状,故此容易被忽略,还有部分临床患者因为出现明显的月经改变就医而被发现。

(二)中医药研究进展

1. 古代对子宫肌瘤的认识　中医学中并无子宫肌瘤的病名。但依据其下腹包块固定不移,或胀或痛的特点,将其归属于"癥瘕""石瘕""积聚"等范畴。早在《素问·骨空论篇》"任脉为病……女子带下瘕聚。"这是本病最早的中医文献记载。《灵枢·水胀》"石瘕何如？岐伯曰，石瘕生于胞中，寒气客于子门，子门闭塞，气不得通，恶血当泻不泻，衃以留止，日以益大，状如怀子，月事不以时下，皆生于女子。"其中"石瘕"即癥瘕，提出了感受寒邪，寒凝气滞，经血不得下，留于胞中，日久成癥的病因病机，同时提出癥瘕会影响月经周期的观点。

《金匮要略·妇人妊娠病脉证并治》"妇人宿有癥病，经断未及三月，而得漏下不止，胎动在脐上者，为癥痼害……桂枝茯苓丸主之。"提出了早孕和癥瘕的鉴别要点以及治疗癥瘕的第一个方剂，此方剂目前在临床上的运用非常广泛。

《诸病源候论·妇人杂病诸候》描述了腹部有结块、小腹疼痛、腰背疼痛等癥瘕的证候，并提出了八瘕：黄瘕、青瘕、燥瘕、血瘕、脂瘕、狐瘕、蛇瘕、鳖瘕。《备急千金要方·妇人方》提出了妇人产后的十二癥病各自的病因病机及相对应的治疗方剂。此外《三因极一病证方论》《妇人大全良方》《校注妇人良方》《景岳全书·妇人规》等著作中都有对癥瘕的病因病机、治疗的详细记载。

现代各家流派治疗子宫肌瘤多从"瘀"论治，以活血化瘀立法者居多。罗元恺认为子宫肌瘤本质乃虚中有实之证。子宫内长有肿瘤，是癥瘕之一种，属实；但因每次月经出血过多，阴血耗损，往往形成贫血，属虚，治法上应先控制月经过多之标证，进而消散其癥瘕以缓图其本，治则必须攻补兼施，并按月经周期有规律地进行。肖承悰认为气虚血瘀夹痰是子宫肌瘤的重要发病机制，本虚标实为其特点，中医治疗多以活血化瘀消癥为主。哈荔田认为瘕属无形，治疗多以理气止痛为主，不宜峻利破瘀以伤元气；癥为有形之实，治疗多需活血化瘀、软坚破积为主。夏桂成认为"癥瘕"本质是阳虚（本虚）阴瘀内结（标实，痰浊瘀血内结）。夏桂成对子宫肌瘤的治疗提出：调节月经周期的阴阳平衡，即抑阴扶阳兼以祛痰化瘀、散结消癥的大法，而使肌瘤停止生长并慢慢消散。

2. 现代医学对子宫肌瘤的认识　子宫肌瘤发病的相关因素可包括：年龄、肥胖、妊娠和流产史、种族、吸烟、饮酒、血压和运动、遗传以及环境有害因素等，另外宫颈糜烂、代谢综合征、饮食习惯、体质因素等亦增加患病的风险。

相关研究报道说明雌激素升高受情绪变化因素的影响，对于现代女性而言，因为面临工作与家庭等双重压力因素下，容易导致情绪的异常（如：情绪抑郁等），引起雌激素分泌量增多而产生肌瘤。这项研究也印证了中医理论中"情志为病"的观点。

子宫肌瘤是卵巢甾体激素依赖性肿瘤,在肌瘤组织中发现有雌孕激素受体并明显高于子宫肌肉组织,故分析肌瘤的发生发展与雌激素、孕激素及雌孕激素受体的含量有关。国外大量研究表明,子宫肌瘤瘤体雌激素受体含量与子宫肌瘤的生长速度成正比,雌激素还可刺激子宫肌瘤的增生。基于上述理论,通过应用具有抑制卵巢甾体激素分泌或抑制其作用的制剂,可使肌瘤缩小达到减轻症状的目的。但一般不能使肌瘤消除及根治,往往停药后随体内性激素水平的恢复而有肌瘤复发和再长大的可能。

手术治疗仍然是目前治疗子宫肌瘤的最常用方法。手术方法主要包括:子宫肌瘤剔除术、子宫切除术等。另外还有子宫动脉栓塞术、子宫肌瘤消融术等。

目前常用药物治疗多使用促性腺激素释放激素激动剂:如亮丙瑞林、戈舍瑞林、曲普瑞林等。目前临床多用于:术前辅助治疗 3～6 个月待控制症状、纠正贫血、肌瘤缩小后手术、降低手术难度、减少术中出血、避免输血,对近绝经期患者有提前过渡到自然绝经作用。另外还有米非司酮、三苯氧胺等。

(三)朱氏妇科诊治特色

1. **朱氏妇科对子宫肌瘤的认识** 朱氏妇科自朱小南起对子宫肌瘤进行了系统的总结归纳。朱小南系统总结归纳八瘕的症状、病因及治疗,总结出古书中八瘕明确的病候及有效方剂。将癥分为血癥、食癥、痃癥、癥痞、肉癥;瘕分为黄瘕、青瘕、燥瘕、血瘕、脂瘕、狐瘕、蛇瘕、鳖瘕,此外还有疝瘕、石瘕二名。归纳这些疾病的形成,有以下几点:产后受风寒;经行时中寒;寒湿下受;产后及经期中饮食寒温失调。朱小南认为治疗癥瘕应遵循的原则是:衡量个人的体力;观察病症的深浅;诊断结块的固着与移动,然后确定治疗的方针。不论癥瘕,属有形有质,可用破血消瘀类药物,假使不敢攻下,病不可除。若无形无质,气撑作痛,聚散不常的,当以行气和中为主。朱小南临床多沿用古方乌药散、桃仁煎、穿山甲散、干漆散等。

2. **朱氏妇科论治子宫肌瘤经验方** 朱南孙认为本病之成因甚多,概而言之,外因以风冷寒邪或湿邪、热邪与气血相搏结,气血运行受阻发生癥瘕;内因强调情志过激,气机郁滞,脏腑气血失调,导致"邪气往来,日积月聚,所以成瘕"。病机则认为瘀血内阻是关键,并常常兼夹痰湿、气郁、正虚。"瘀血"表现出特有的临床证候:瘀血留滞,结为癥积,故下腹部出现肿块,正如王清任在《医林改错·膈下逐瘀汤所治之症目》中说:"气无形不能结块,结块者,必有形之血也。"

朱南孙通过多年的临床观察,发现大多数子宫肌瘤的患者,其舌质淡暗、舌体胖大、舌边有齿痕,脉多沉细或细弦,此乃气虚之征。而月经量多是子宫肌瘤最常见的症状,且伴有头晕无力、小腹下坠、气短懒言等一派气虚证候,概因患者长期失血,气随血耗,而致气虚,审证求因,气虚亦为子宫肌瘤发病机制之一。癥瘕日久,正气本虚,复因患者长期失血,阴血亏虚,气随血耗,又加重气虚,气虚无力行血,又加重血瘀,使瘀结更甚,如此反复,终致虚实错杂。因此,气虚血瘀是子宫肌瘤的重要发病机制,本虚标实为其特点。

癥瘕初起多以实证为主,治疗当以祛邪为主,正如《血证论》曰"故凡血症,总以祛瘀为要"。现代研究也表明,通过中药活血化瘀的治疗,能改善胞宫血液循环,促进肿瘤消散和吸收。然正虚亦是本病的重要病机,癥瘕日久,瘀血内结,血不归经,常可致暴崩不止或淋漓漏下或崩闭交替,日久则致气虚、血虚,甚则气血两虚。可见子宫肌瘤的生长发展也是不断损伤正气的过程。《医宗必读》谓之曰:"积之成也,正气不足,而后邪居之。"因此在投药之时当以祛邪为主,但不宜过度攻伐。正如明代王宇泰所言:"夫瘕者,坚也,坚则难破,非一日之功,若期速效,投以峻剂,反致有误。"因此治疗一方面活血化瘀、软坚散结促使瘤块消失;另一方面要调整脏腑功能,调理气血冲任,调动机体防御机制,达到扶正祛邪的目的。武之望《济阴纲目·积聚癥瘕门》云:"善治癥瘕者,调其气而破其血,消其食而豁其痰,衰其大半而止,不可猛攻峻施,以伤元气。宁扶脾胃正气,待其自化。"

朱南孙治疗子宫肌瘤首辨虚实,以"实者攻之、结者散之"为治疗大法。根据发病年龄可分为虚实两端,青壮年气血尚盛、肾气未衰、癥结胞中,属实证实体,宜攻为主,即便邪陷较深也能耐受攻伐之药,治以活血化瘀、消癥散结。常用方药(生蒲黄 30 g,丹参 20 g,青皮 6 g)。蒲黄体轻气香,甘缓不峻,有"通经脉,消瘀血"之效。朱南孙擅用之,以其生用行气,炒用涩之。是故方中以生蒲黄为君,生用性滑,更善于行血消癥,入血分而行血止血,故为君药。如《本草汇言》曰:"至于治血之方,血之上者可清,血之下者可利,血之滞者可行,血之行者可止,凡生用则性凉,行血而兼消。"丹参、赤芍凉血散瘀,与生蒲黄相配,亦可用于消散肌瘤;三棱、莪术为朱南孙常用药对,皆能破血行气,消积止痛,三棱破血力强,莪术破气力宏,两药配伍,消积散瘀力强,是治疗妇人癥瘕积聚之要药;刘寄奴、石见穿也是朱南孙常用药对,具有活血通经、消癥止痛之功,与三棱、莪术、丹参、赤芍、生山楂共为臣药,加强活血消癥之力。青皮性烈,疏肝破气,消积化滞。如《本草汇言》:"青橘皮,破滞气,削坚积之药也。"可佐助诸药消散癥积。全方共奏活血化瘀、消癥散结之功。

年近七七者,肾气渐衰,肝火偏旺,遵"五旬经水未断者,应断其经水,癥结自缩"的原则,宜攻补兼施,治以清肝益肾,软坚消瘤,但需避免因过用补益之品而致邪气留恋难除。常用验方:紫蛇消瘤断经汤(紫草 30 g,白花蛇舌草 30 g,夏枯草 15 g,墨旱莲 15 g,寒水石 30 g,石见穿 15 g,大蓟、小蓟各 12 g,茜草 15 g)。方中紫草、白花蛇舌草、夏枯草、墨旱莲四味药配伍,具有平肝清热、消瘤防癌之功效,是治疗围绝经期子宫肌瘤,促其尽早绝经、减少经量、缩短经期之良药。方中以紫草、白花蛇舌草共为君药,紫草凉血活血平肝,根据现代药理学研究证实有明显的拮抗雌激素作用;白花蛇舌草清热解毒,消痈散结,二药相伍,久用可消瘤防癌,促使绝经。寒水石具有清热泻火之功,取其性咸、寒,可疗腹中积聚;石见穿活血化瘀,与夏枯草、寒水石共为臣药;墨旱莲为佐使药,清养肝肾;大蓟、小蓟清热凉血止血,可防瘀阻量多,亦可减少月经量。

3. **辨证论治及加减** 子宫肌瘤除腹部包块外,出血和腹痛是最常见的症状。朱南孙用药体现审因论治,依证择药,讲究药物配伍,尤其喜欢用药对。

(1) **止血宜清养通涩**:子宫肌瘤出血以经期延长、量多为特点。临床辨证以热、虚、瘀为主,治以清热、调补(肝、脾、肾)、化瘀,以固涩冲任。经行先期、量多,心烦易怒,乳胀拒按,舌红脉弦,属肝旺血热,宜清热凉血摄冲,用地榆、侧柏叶、椿根皮、大小蓟、生地、炒牡丹皮、茜草;上症兼腰膝酸软,神疲乏力,经血或多或少,淋漓不净者,属肾虚肝旺、冲任不固,用地榆、椿根皮、侧柏叶、女贞子、墨旱莲、紫草、炒川续断、桑螵蛸、海螵蛸、芡实、莲须、炒怀山等。神疲嗜卧,气短自汗,面色㿠白,属脾肾气虚、冲任不摄者,多选参芪、炒怀山、山茱萸、覆盆子、金樱子、炒川续断、炒狗脊、桑螵蛸、海螵蛸、芡实、莲须等。诸症兼瘀,配焦楂炭、益母草、仙鹤草、蒲黄炭、炒五灵脂、血竭粉、三七粉、熟大黄炭、炮姜炭。熟大黄与炮姜炭,一凉一温,一走一守,涩而不滞,动而不烈,通涩并举,是瘀血内阻、崩中漏下之良药。益母草伍仙鹤草,化瘀止血,动静结合,是经期临近,或经行不畅,又恐经来妄行不止之佳品。

(2) **止痛需清通梳理**:朱南孙认为子宫肌瘤多无疼痛,若兼痛多合并炎症或子宫内膜异位症、子宫腺肌病,中医辨证属瘀热交阻、冲任气滞,治宜清热化瘀、梳理冲任。一般选用蒲公英、紫花地丁草、红藤、败酱草、刘寄奴、血竭、炙乳香、炙没药、柴胡、延胡索等。前壁肌瘤会影响膀胱,出现尿频短,若为热移膀胱,小便淋涩疼痛,配金钱草、车前草;如属肾虚,则桑螵蛸合金钱草,补涩通利,标本兼顾。若伴腹痛、便溏,配用白头翁汤、香连丸。

(3)按月经周期辨证加减:将近或时值月中,冲脉气盛,肝火始旺,乳胀烦渴,舌红脉弦。宜平肝清热,软坚散结。经前1周,恐经来妄行量多,属肝旺血热,治以清热凉血摄冲;属肝旺肾虚,治以清肝益肾涩冲;属气虚不固,又宜健脾益气,补肾固冲。凡夹瘀,均加活血化瘀药,通涩并举。经净后阴血耗损,又需养肝肾、补阴血、消癥结。

第三节 用药特色与验方

一、药对药组

(一)党参—黄芪

朱南孙指出党参、黄芪均有补中益气之用,临床上广为应用。益气以促补血,健脾而助生血,所以在治疗血虚证时,朱南孙常用党参、黄芪益气健脾而助血之化生;亦借参芪健脾培中,益气升阳之力,用于妇科诸疾。凡妇科脾肾气虚所致之经闭不行、月经量少、崩中漏下、子宫脱垂、白带绵绵、胎漏、滑胎等皆为首选。

(二)党参—丹参

丹参一味,功同四物。朱南孙认为党参补中气,和脾胃;丹参调经血,祛瘀痛,凉血热,养心神。朱家临诊活用二药,一补一通,补气活血,气行则血行,气充则血活,宜用于气虚血瘀之痛经、经闭、月经过少、产后瘀滞腹痛等。朱南孙还指出,丹参尚能凉血安神,又适于血虚血热、心烦不寐等症,临床应灵活思维,切忌刻板记忆。

(三)熟地—白芍

朱南孙指出熟地与白芍均为滋阴圣品。熟地甘温入肾,有补血、养阴之功;白芍能养血柔肝,缓中止痛。朱氏以为女子以肝肾为先天,故以二药肝肾并补,滋水涵木,为补血滋阴、养肝益肾必用之品;静守纯养,滋肾养肝,是肝肾阴虚者之首选,临床常用于肝肾阴虚之月经量少,经闭不行,或血虚之崩中漏下,少腹绵绵作痛等。

（四）当归—熟地

朱南孙谈及当归，言此药主血分之病，乃补血调经要药，妇科经带胎产皆宜使用。熟地补血养阴，填精益髓，乃治阴亏血虚之主药，朱氏取"四物汤"之大意，以当归、熟地为药对，当归补血活血、熟地养血，为补血养血、调理冲任必用之品。一走一守，通守兼备，当归得熟地，不致辛温而动血，熟地得当归，能减少其滋腻之性，作为妇科阴血亏虚之血枯、血燥之佳品。

（五）生地—熟地

地黄首见于《神农本草经》，二药实为同物，因炮制方法不同而药效有所差异，其中生地性凉而有寒，善于滋阴凉血，养心肾之阴；熟地性味甘温，入肝肾而功专养血滋阴，填精益髓。以此二药为对，一凉一温，共入肝肾，滋阴养血，调理冲任。凡肝肾不足、阴血亏虚而兼虚热之月经失调、不孕症、痛经、胎动不安、更年期综合征等皆可运用，凡血分有热伤阴之人，都可常服。

（六）山茱萸—菟丝子

菟丝子、山茱萸均有甘温酸涩之效，不温不燥，能补能涩，滋而不腻，善补而不竣，益阴而固阳，为补益肾阴肾阳之佳品。朱氏以为二药并用可阴阳双补，补涩兼备，调经促孕，是肾虚冲任不固之胎漏、胎动不安、崩漏、月经过多、经间期出血、带下清稀量多等疾患首选药，为补肾涩精之佳品。

（七）菟丝子—枸杞子—桑椹

朱南孙涉猎医籍无数，总结菟丝子性柔润，平补肝肾而不燥；枸杞子在增强性功能方面的具有独特作用；桑椹能补益肝肾之阴，兼能凉血退热。关于菟丝、枸杞二子合用之举，唐代已见相关记载，李梴《医学入门》中所记录五子衍宗丸即用枸杞配合菟丝子等做成蜜丸，用淡盐水送服，可治男子阳痿早泄、久不生育、须发早白及小便后余沥不禁等。朱南孙宗古义并加以创新，以二子配伍桑椹，补而不腻，不温不燥，互相促进，相得益彰，不论肾阴虚、肾阳虚皆可应用，是平补肝肾之佳品。朱氏常在促孕方中使用此药对，补益肝肾，增强性欲。常用于肾虚之月经量少，闭经、不孕或胎动不安等疾病。

（八）山药—山茱萸

两药皆入肾经，朱南孙取钱乙"六味地黄丸"中山药、山茱萸作为补益肝肾常用药对，一入心肝，一入肺脾，既极分明，而气味又融洽，共奏健脾益气，益肾涩精、甘温酸敛、固气涩精、止崩托胎之功。常于脾肾两虚之崩漏、胎漏、胎动不安、带下、产后汗证、经行泄泻等。

（九）肉苁蓉—巴戟天

肉苁蓉长于补肾阳，为补肾阳、益精血之良药；巴戟天补肾助阳，兼祛风湿，为肾经血分之药。朱氏以肉苁蓉、巴戟天相须而下，味厚纯补，温柔多液，温而不燥，入督脉，填肾精，壮肾阳，随滋肾药则滋肾，伍壮肾阳药则兴阳，是补肝肾之要药。朱氏多以此药对疗下元虚寒之宫冷不孕、月经不调、少腹冷痛等。

（十）仙茅—淫羊藿

此二味药为二仙汤之主药，朱南孙以其辛温大热之品，助命火，兴阳事，促排卵，对肾阳虚衰、命火不足之无排卵、排卵欠佳、性欲淡漠等不孕症最相宜。朱南孙临床应用以女子月水为期，适逢月中加用本药对，促卵助孕，调经种子。

（十一）鹿角片—紫河车

紫河车乃健康产妇的胎盘经加工干燥而成；鹿角为梅花鹿和各种雄鹿已骨化的角，可做鹿茸之代用品，唯力稍弱，二者皆为血肉有情之品，填补奇经精血。以此二药为对，补督滋任，为冲任不足者常用之品。用于肾阳虚衰、精血亏虚之经闭、月经后期、月经量少、宫冷不孕、先天性子宫发育不良、崩漏复旧阶段及带下清稀等，效弘力专，实属佳品。

（十二）香附—郁金

香附专入气分，郁金兼入血分，相互为伍，两药兼有疏肝理气、和络止痛之功，香附长于调气活血、清降止痛，郁金行散降泄，性寒清热，既入血分又入气分。朱南孙以广郁金与香附配伍，疏肝理气，调经止痛，治疗情志抑郁、气血瘀滞之经前胸乳胀痛、经行腹痛及癥瘕结聚等疾病，效验颇佳。

（十三）红藤—蒲公英

两药均具清热解毒之效，善于凉血活血，现代药理学研究亦表明两药均有抗菌消炎镇痛的作用。朱氏于临床常以此药对治疗湿热阻滞之盆腔炎性疾病、癥瘕积聚、妇科痛证等，具有解热止痛、促进炎症吸收、缩小包块范围之功。功能清热解毒，化瘀破结。为急慢性盆腔炎症、输卵管不通的首选之剂。常伍以败酱草，以增强其疗效。

（十四）蒲公英—紫花地丁

二药同具清热解毒、消痈散结之效。蒲公英善治乳痈，兼利湿，地丁草能解疗毒、蛇毒。朱南孙以此二药相须为用,清热解毒力彰,亦有消散乳癖肿块之功。临床亦常伍败酱草、红藤,清热解毒,消肿化瘀,常用于治疗热毒之邪致病之白带异常、阴道炎、盆腔炎、子宫内膜异位症、输卵管炎症性阻塞及乳痈、热淋等,颇具疗效。

(十五)刘寄奴—石见穿

二药均善活血消肿散结,配伍使用,可增强活血通经、消癥止痛之力,治疗癥瘕积聚、血瘀经闭、产后瘀滞腹痛,每每奏效。朱南孙还精确辨证,大胆以此药对用于血瘀迫血妄行之崩漏下血,教导后人瘀下则崩漏自止。此外,朱南孙结合现代医学,认为此药对具疏通之性,亦可清热消炎,将此药对运用于管性不孕的患者,有助于疏通络道,辅助消炎,颇具疗效。凡盆腔瘀滞癥积者,如巧克力囊肿、子宫肌瘤等皆宜。

(十六)当归—丹参

当归部位不同,效用各专,主根称“归身”或“寸身”,功善补血;支根称“归尾”或“归腿”,功善破血;全体称“全当归”,有补血活血之效。朱南孙亦指出当归为妇科常用调经药,能补血活血,调理冲任,兼有润肠通便的作用。朱南孙深谙丹参,善治血分,去滞生新,乃调经顺脉之药也,主妇女崩血之证,或冲任不和而胎动欠安,或产后失调而血室乖戾,或经闭不通而小腹作痛。朱南孙认为,女科之疾常以血为病,临床诊疗朱氏常以既能补血,又可活血之全当归与丹参相配伍,养血活血,补中有通,通补结合,为肝气郁滞者常用,治血虚经闭、经少、痛经、产后瘀滞腹痛等,以之用于输卵管通而欠畅之不孕症,有疏通血脉之功,亦为临床所常用。

(十七)娑罗子—路路通

朱南孙认为娑罗子能疏肝解郁以行滞;路路通辛散苦燥,性平善走。两药同入肝经,并用能疏肝行气,上通乳络,下疏胞络。朱南孙常言:“通则不痛。”常用此药对治疗输卵管阻塞性不孕、盆腔积聚、气滞血瘀之经少不畅或经闭、乳癖、产后乳汁不下等症见小腹、少腹、乳房胀满疼痛者,屡收显效,为经前乳胀兼有输卵管不通常用之品。经常和川楝子、王不留行子配伍,以增强通滞之力。

(十八)路路通—广地龙

地龙性走窜,善入络搜邪,疏通胞脉之瘀阻,为通滞常用之品;路路通上通乳络,下疏胞脉。两药配合,经前乳胀兼有输卵管不通者之要药,对经行不畅、闭经及输卵管阻塞不通及经期不慎房帏所致的经淋、腹痛、不孕、乳汁不通等疾病的治疗。

（十九）三棱—莪术

三棱偏于破血，莪术长于破气，两者相须配伍，其破血祛瘀、消癥化积、行气止痛之力倍增。朱氏临床以本药对治疗血滞经闭、瘀血阻滞的膜样痛经以及子宫内膜异位症、子宫肌瘤、卵巢囊肿、癌肿、妇科慢性盆腔炎症等妇科癥瘕病，屡见奇效。因属攻破之剂，虚证慎用。

（二十）穿山甲—海藻

二药合用有化痰消结、疏通乳络的功效。临诊朱南孙将两药合用，一气一血，增强其行气活血通经、软坚散结之力，常用于治疗经前乳胀伴明显肿块、产后乳汁不下、血瘀经闭、卵巢囊肿、子宫肌瘤、多囊卵巢综合征、排卵障碍性不孕症等，对经前乳胀有明显肿块者尤宜，亦可配合夏枯草，以增强散结之力。

（二十一）党参—北沙参

《本草纲目》曰：党参、沙参"一补阳而生阴，一补阴而制阳"。二参相伍，益气养阴，宜于气阴两虚之不孕症、子宫内膜异位症、崩漏以及流产后、癌症术后放化疗等症。病后虚羸，神疲倦怠，食少纳呆，咽干疼痛，舌质暗红，苔干少津者，朱南孙以太子参配珠儿参，持久服用，效力亦著。

（二十二）熟地—砂仁

熟地腻膈，久服滞脾碍胃；砂仁行气调中，醒脾开胃，且引气归肾。两药对用，以砂仁辛散之性既可防熟地滋腻之弊，又可引熟地入肾，加强滋养肾阴、填精生髓之功。主治血虚、肝肾阴虚而见月经不调、崩中漏下、少腹瘀痛、胎动下血、妊娠恶阻、腰痛、骨蒸潮热等。

（二十三）菟丝子—覆盆子

菟丝子辛以润燥，甘以补虚，为平补阴阳之品；覆盆子甘酸微温，诸如肝肾，为滋养真阴之药。朱南孙以菟丝子补肾固精安胎，覆盆子补益肝肾，固精缩尿，二子相伍，温肾涩精，助阳固脱，能补能敛，对久崩久漏、白带绵绵、子宫脱垂、宫冷不孕、月经不调等属肾气亏损，精血滑脱，需培本复旧者尤佳。常伍桑椹、枸杞子，四子相配，补而不腻，不温不燥，不论肾阴虚、肾阳虚皆可应用，是平补肝肾之佳品。

（二十四）石菖蒲—石楠叶

朱氏常以石楠叶、石菖蒲相配伍，怡情提神，醒脑开窍。朱氏临证衷中参西，揣测其可能作用于下丘脑—垂体—性腺轴,促进排卵。对排卵功能障碍,或平素神疲乏力、精神萎靡、记忆力低下、经行头痛者颇效。

(二十五)石楠叶—蛇床子

朱氏指出石楠叶常用于治疗风温痹痛,腰背酸痛,足膝无力,偏头痛;而蛇床子用于女子宫寒不孕、寒湿带下、阴痒肿痛。古籍中石楠叶单品并无明显温壮肾阳之效,然朱氏临证发现配伍蛇床子用于氤氲之期有促卵助孕之力,若配覆盆子,还能促进性欲,对脾肾阳虚型不孕伴性欲淡漠者,食后性欲增强,助其受孕。但因性味辛热,不宜久服。

(二十六)桑螵蛸—海螵蛸

二药皆以动物取材,性味功效相似,两者配伍可加强固肾收涩之效,擅固冲止崩、涩精止泻、缩尿束带。朱氏多用于肾虚不固之崩中漏下、带下绵延、小便失禁、大便溏泻等症。朱南孙还指出临证用于活血调经方中,可起固摄冲任、防血妄行之效,组成通涩兼施之方。

(二十七)川续断—桑寄生

腰为肾之府,肾精充足则腰膝强。两药同归肝、肾经,于妇科二药均可补肝肾、安胎,两者相须为用,固冲任且安胎元,为治胎产、续绝伤、补不足、理腰肾之要药,为妇科诸症所致的肾虚腰脊酸楚、月经过多、崩漏下血、滑胎、胎漏、胎动不安之必选药。

(二十八)桑枝—桑寄生

桑枝性平,祛风湿而善达四肢经络,通利冲任;寄生能补肝肾,养血而固冲任,安胎。朱氏善以古法今用,常以二药用于肾虚输卵管阻塞性不孕,寓通于补。桑枝通络祛湿,桑寄生补肾强筋,常配路路通、丝瓜络以补肾通络止痛,疏通络道加强输卵管蠕动功能;若为炎症性输卵管阻塞,则加红藤、蒲公英等,亦治产后、失血后腰痛肢麻。

(二十九)首乌藤—合欢皮

二药性味甘平,皆入心、肝二经,二药相合,益肾养血,解郁安神,尤宜用于妇人肝肾阴虚、肝郁火旺之心烦失眠、情志不遂、忿怒忧郁、梦扰不宁、头目眩晕者,常伍淮小麦、炙甘草治疗更年期综合征。

(三十)小茴香—艾叶

朱南孙谓其二药均善温经散寒止痛。小茴香属温里药,温经作用较强,而艾叶为治疗妇科下焦虚寒或寒客胞宫之要药,且有温经止血之功,二药配伍,温经散寒、理气止痛之效力彰,朱南孙常用于治疗寒凝气滞诸痛证及下焦虚寒之崩漏、月经不调、经行腹痛、宫寒不孕、带下清稀等。

(三十一)柴胡—延胡索

肝藏血而主疏泄,柴胡、延胡索两药皆入肝经,肝藏血而主疏泄,合用则疏肝理气、活血止痛之效大增。朱南孙临床将此药对应用于子宫内膜异位症、盆腔炎、盆腔瘀血综合征等所致之肝郁气滞妇科痛证及乳癖等的治疗,屡屡见效。朱南孙亦言,欲达奇效,可配伍川楝子加强理气止痛之功。

(三十二)泽兰—益母草

两药均为妇科常用药,现代研究表明益母草煎剂、乙醇浸膏及所含益母草碱对多种动物的子宫有兴奋作用,能促进子宫有节律的收缩。朱氏以二者相须为用,活血通络,有活血不伤正、养血不留瘀之特点,常用于治疗血滞经闭、痛经、产后瘀滞腹痛等经产血瘀之证。其活血而不伤正,共奏活血祛瘀通经、利水消肿之效。临床多配川牛膝、卷柏为一组药,用于气滞血瘀之闭经,或催经止孕。

(三十三)桂枝—鸡血藤

《本草纲目拾遗》言鸡血藤善治"妇人经血不调,赤白带下;妇人干血痨及子宫虚冷不受胎"。朱南孙认为鸡血藤补血行血通络,桂枝温经散寒通络,两药配伍,温经散寒,行血散瘀,调经止痛,温补兼通,入养血、通经方中,治疗血虚、寒凝、血瘀所致的闭经、月经涩少、痛经、产后肢节酸楚疼痛、产后腹痛、胞宫虚冷而见胎动不安等症,一旦辨证准确,即可药到病除。

(三十四)当归—赤芍—川芎

朱南孙言当归甘补辛行,既能补血又能行血,补中有动,行中有补,为血中气药及妇科要药;赤芍专入肝经,善走血分,有清热凉血、祛瘀止痛之功;川芎能走能行,活血化瘀同时又行气祛风。朱南孙合用三药,使其行气活血、化瘀止痛之力增强。治疗瘀血阻滞之经闭、痛经、癥瘕积聚、产后恶露不下、瘀滞腹痛等,可见卓效。

(三十五)白术—莪术

白术健脾强胃,莪术善消痞结,一补一消,一守一攻,攻补兼施,攻伐之时不忘健脾益气,以防攻伐太过,实有取枳术丸健脾益气、攻坚而不伤正之意,每每用于脾虚痰凝血瘀之闭经、卵巢囊肿、子宫肌瘤、子宫内膜异位症,颇有效验。且莪术尚有醒脾消食作用,朱南孙常用莪术、白术治疗肥胖闭经、健脾消食、行气消积。

(三十六)熟军炭—炮姜炭

熟军炭即大黄炭,有推陈致新、引血归经之力,而无腹痛便泻之弊;炮姜炭长于温经而止血,"守而不走"。两药合用,一寒一热,一走一守,寒热相济,通涩并举,相行而不悖。此配伍是治疗瘀血崩漏、赤带绵延、产后(包括人工流产)瘀阻恶露不绝之良药,为朱南孙临床所常用。重用炮姜炭,也用于治脾肾阳虚寒积之腹痛便溏,一般用量4~6 g。

(三十七)生蒲黄—三七

朱南孙广纳经典,知二药均善化瘀止血定痛,蒲黄甘平,长于收敛止血,兼备活血行瘀之功,为止血行瘀之良药;三七温通苦泄,能散瘀止血活血,具有止血而不留瘀、化瘀而不伤新血之特点,有"止血神药"之称。朱氏以二药相须使用,化瘀止血之力更显,止痛之效更佳。临床上用于治疗无论瘀滞与否之出血证、气滞血瘀之癥瘕、痛证等,屡收奇效。

(三十八)青皮—陈皮

青皮性烈,偏于疏肝破气,消积化滞;陈皮性缓,偏于健脾行气,燥湿化痰。肝脾同调,消胀除积,理气止痛,化湿祛寒。常用于治疗妇人肝脾不和之痛经、经前乳胀、经行腹泻、乳痈肿痛以及痰湿阻络之不孕、癥瘕等。

(三十九)制香附—川楝子

香附辛平微苦,理气解郁,调经止痛,乃气病之总司,女科之主帅,配川楝子,尤善治妇科肝郁气滞所致诸症。朱南孙言香附辛香入肝,能散肝气之郁,为疏肝理气解郁首选药;川楝子苦寒降泄,与香附相伍,取其条达肝气、疏泄肝经火热之效,善治妇科肝郁气滞所致诸症,如月经不调、痛经、胁肋疼痛、乳房胀痛、癥瘕疼痛等。

(四十)赤小豆—绿豆

赤小豆清热利水解毒,性善下行;绿豆清热解毒,皮胜于豆。常配料豆衣(又名稆豆衣,补肾阴而养血平肝,清虚热而止盗汗)。三豆合用名"扁鹊三豆饮"。临证朱南孙常用本药对,意在取其补肾健脾利湿之功,用于妇人面部色素沉着之雀斑、先兆子痫、妊娠恶阻等属肝旺血热、湿热内蕴、冲脉气逆者。

(四十一)大蓟—小蓟

大蓟、小蓟均入血分,俱能清热凉血,祛瘀止血,散瘀解毒消痈。现代研究亦表明两者能显著缩短凝血时间。朱南孙以两药相须为用,取其清热凉血、祛瘀止血之功,临床用于治疗血热有瘀之崩漏下血、月经过多、经行吐衄等,屡见奇效。

(四十二)炙甘草—淮小麦

朱南孙取《金匮要略》中甘麦大枣汤之要义,结合药物性味归经,淮小麦味甘,养心阴而安心神,炙甘草和中缓急,常常两药配用,并联合首乌藤、合欢皮、茯苓、茯神等治疗心气、心阴不足,症见神志不宁、烦躁失眠、自汗、盗汗、骨蒸劳热者,如更年期综合征、脏躁、经期烦躁少寐等,临床收效甚好。

(四十三)黄连—吴茱萸

吴茱萸辛苦大热,疏肝暖脾,善解厥阴之滞,消阴寒之气,但配川黄连之苦寒,辛开苦降,寒热并调,相反相成。临床用于治疗妊娠早期因肝旺冲脉气逆、胃失和降之恶阻、经行呕吐等。

(四十四)茯苓—茯神

茯苓甘补淡渗,作用平和,无寒热之偏,利水而不伤正气,补而不滞,泻而不峻,为健脾渗湿要药;茯神性能同茯苓,专治心神不宁、惊悸、健忘等。茯苓与茯神合用,健脾渗湿、宁心安神之效倍增。朱南孙多将此药用于妇科诸证属气血不足,心脾两虚,症见神疲、纳呆、心悸、少寐、健忘者。以朱砂拌用,可增宁心安神之效。

(四十五)知母—黄柏

朱南孙深悟知母为肾经气分药,既清热泻火以清实热,又滋阴润燥而退虚热,黄柏则是肾经血分药,亦为实热虚热两清之品。朱南孙云两药相须而行,同入肾经,有清热利湿、滋肾泻火之功,故可治疗湿热壅盛之盆腔炎症、肝肾虚型之不孕症,对其中基础体温呈高温双相者尤其适用。另外,朱南孙指出此药对还可用于肝肾阴虚之更年期综合征,养阴清热、潮热盗汗者尤佳。

(四十六)黄柏—椿根皮

黄柏善清泄下焦湿热,为实热、虚热两清之品;而椿根皮味苦涩,性寒,故清、涩两效兼而有之。朱南孙认为苦能燥湿,涩主收敛,寒能泄热,两药相合清热燥湿、收敛固涩之力强,为治疗湿热带下、阴痒、赤白带下、血热崩漏、月经过多之常用药。朱氏亦重视衷中参西,博览文献,深悟现代医学研究提示两药均有不同程度的抗菌消炎作用,久崩久漏则极有可能发生阴道炎、盆腔炎等,临床诊疗中,以此药对共同发挥燥湿止血与抗菌消炎的作用,药精而专。

（四十七）紫草—白花蛇舌草

紫草咸寒清热凉血，甘寒清热解毒，现代有研究表明紫草中提取的紫草素及石油醚部分有抗肿瘤作用；白花蛇舌草苦寒，清热解毒作用强，近年来利用其清热解毒之功效，已广泛应用于各种癌症的治疗。朱南孙指出，两药作用部位主要为下焦，合用则凉血活血、解毒消痈之效佳，为更年期肾虚肝旺型子宫肌瘤、经前乳胀、月经过多之常用药。朱氏妇科经验方——紫蛇消瘤断经汤，正是以本药对为君，意在断其月事，防经复来，减少刺激子宫肌瘤生长的诱因，从根本病因上消瘤、防瘤，临床应用屡获奇效。

（四十八）紫石英—寒水石—白花蛇舌草—花蕊石

朱南孙认为紫石英性温，善暖胞宫；寒水石、白花蛇舌草性寒，可清热解毒；花蕊石味酸、涩，性平，能化瘀止血。四药配伍，温补之中寓于清泄，软坚散瘀之时未忘补益，亦属朱氏自拟经验方紫蛇消瘤断经汤的重要组成部分，常用于治疗肾虚血瘀复感湿热外邪，属本虚标实之围绝经期妇女子宫肌瘤、子宫腺肌病及妇科癌肿等疾病，仍有月事者，欲断其经血；已然断经，则防其复来。

（四十九）白术—白芍

朱南孙言白术甘温益脾气，苦温燥脾湿，脾健则水湿可化；白术尚可固表止汗、益气安胎；而白芍味酸，敛肝阴而养血柔肝，为妇科常用要药。朱南孙指出二药皆为补养中焦脾胃之药，白术性温，补脾之阳气，燥湿助运；白芍性凉，主收脾之阴气，泄肝之阳邪。朱南孙借二药一温一凉之性，养中焦，调气血，助运化，亦可配伍白茯苓成"三白汤"，不仅能调经止崩、补养气血，还有美白润肤之奇效。

（五十）地榆—侧柏叶—椿根皮

《本草纲目》言："地榆，除下焦热，治大小便血证。"朱南孙认为，地榆其性下降，故宜于下焦之便血、痔血、崩漏下血；侧柏叶善清血热，有凉血止血之功；椿根皮"主女子血崩，产后血不止"，清热燥湿，收敛固涩。朱南孙详参古义，以三药相须为用，使其收涩止血之功大增，清热凉血之力骤显。用于治疗妇人月经过多、血热崩漏、赤白带下、产后恶露不尽等疾病，效果显著。

（五十一）狗脊—威灵仙

二药皆为能走能行之品，善于祛风湿，狗脊亦有补肾强腰之功，威灵仙尚具通络止痛、消痰散积之效，能宣通十二经络。朱南孙合用二药，使其走窜之力更强，又不失补益之功，用于治疗肾虚兼夹风寒湿邪型月经不调、癥瘕积聚、带下量多所致之腰膝酸软、关节痹痛、经行身痛等症,每有奇效。

(五十二)川楝子—王不留行—路路通

朱南孙道其心得:川楝子主入肝经,行气止痛,疏肝泄热,如《本草纲目》云"楝实,导小肠膀胱之热,因引心包相火下行,故心腹痛及疝气为要药"。王不留行走血分,走而不守,行而不留,如《本草纲目》所言"王不留行能走血分,乃阳明冲任之药,俗有'穿山甲、王不留,妇人服了乳长流'之语,可见其性行而不住也"。路路通能通十二经穴,《本草纲目拾遗》谓之"辟瘴却瘟,明目除湿,舒筋络拘挛,周身痹痛,手脚及腰痛,焚之嗅其烟气皆愈"。三药合用,行气活血通络,为朱南孙治疗输卵管性不孕之佳配,临床上每见奇效。

(五十三)麦冬—五味子

朱南孙熟稔五味子具有上可敛肺止咳,下能补肾固脱,内兼益气生津、宁心安神,外达收敛止汗之功效;深谙麦冬长于滋养胃阴,兼具润肺清心之力。朱南孙谓其两药皆入心经,有养阴生津润燥之功,善清心而除烦热,常用于治疗妇人更年期综合征症见潮热汗出、烦躁、心悸、失眠、健忘、口干多饮等,药精而力弘。

(五十四)皂角刺—铁刺苓

朱南孙常将二药配伍使用,治疗毒瘀交结之癥瘕积聚或输卵管阻塞性不孕,疗效显著。朱南孙认为,皂角刺善散腹内肠脏之疮,其味辛而温,兼能通上下诸窍。正如《本草纲目》所载:"治痈肿,妒乳,风疠恶疮,胞衣不下,杀虫。"及《本草求原》所言:"能出风毒于血中,治风杀虫,破散痈疽恶疮,腹内肠脏生疮。"而铁刺苓善解毒消痈,《本草纲目》指出其"治消渴,血崩,下利",是为朱南孙用药之古义。

(五十五)乌药—小茴香

乌药、小茴香性味辛温,辛而走散,温而能缓。朱南孙以此二味合用,相辅相成,则辛散行气之力更强,温经散寒之效更彰。针对性治疗阳虚宫寒或寒凝气滞之痛经、不孕及产后腹痛等妇科疾病,效果显著。

二、验方选录

(一)加味没竭汤

[组成]生蒲黄 20 g(包),三棱、莪术各 12 g,炙乳香、炙没药各 3 g,生山楂 12 g,青皮 6 g,血竭粉 2 g(冲服)。

[主治]临床见经行期间子宫内膜未排出前小腹剧痛、腹胀,膜块排出后痛势即减。舌暗边偏紫,脉弦或紧或涩。对气滞血瘀所致的女性膜样痛经、原发性痛经以及子宫内膜异位症、盆腔炎等实证痛经均有显著疗效。

[出处]该经典名方乃朱氏妇科第三代传人朱南孙取失笑散、血竭散、通瘀煎诸药化裁而成。朱南孙从 20 世纪 80 年代起就根据家传经验及个人临床实践心得,化裁应用加味没竭汤于临床及科研。1984 年朱南孙指导学生进行系统临床和实验研究,1986 年被列为国家自然科学基金课题,1992 年通过市级鉴定。朱南孙带领团队用加味没竭汤治疗 30 例膜性痛经,表明加味没竭汤具有降低异常升高的雌二醇(E_2)水平,改善机体的血液黏滞性及子宫的瘀血状况等作用,表明其治疗效应是通过调整患者整体的气血,完全或不完全阻断瘀块的形成,且直接化散已形成的瘀块,从而促进子宫内经血的流畅,使患者膜化痛止。该方还具降低原发性痛经患者经血与外周血中升高的前列腺素 F_{2a}、E_2 的作用,表明该方治疗痛经作用点不仅在阻止子宫收缩,而在于对抗引起子宫收缩的物质上,有标本兼顾之功效。

[方解]蒲黄为君,化瘀止血;三棱、莪术、乳香、没药、血竭以破气行滞、活血化瘀止痛;生山楂消食活血和胃;佐以青皮疏肝理气。全方共奏活血化瘀、行气止痛之功。

[加减变化]月经过多者蒲黄、山楂炒用,去三棱、莪术,加三七粉、炮姜炭、仙鹤草以通涩并用,祛瘀生新;偏寒酌加艾叶、小茴香、炮姜;热瘀互结酌加蒲公英、紫花地丁、败酱草、红藤。可在月经间期起服,连服 10 剂。

(二)蒲丁藤酱消炎汤

[组成]蒲公英 20 g,紫花地丁 15 g,红藤 20 g,败酱草 15 g,生蒲黄 15 g(包),延胡索 6 g,川楝子 12 g,刘寄奴 15 g,三棱、莪术各 12 g。

[主治]盆腔炎及子宫内膜异位症合并炎症之腹痛属热瘀交结,冲任气滞者。

[方解]蒲丁藤酱消炎汤是海派朱氏妇科家传验方。全方对于热瘀交结,冲任气滞之盆腔炎及子宫内膜异位症合并炎症之腹痛有佳效。又名"朱氏盆炎汤"。

本方以蒲公英、紫花地丁、红藤、败酱草为君药,清热解毒、化瘀散结;延胡索、川楝子、刘寄奴、三棱、莪术活血、行气、散瘀止痛,共为臣药;朱南孙善于应用生蒲黄,《本草汇言》谓蒲黄:"至于治血之方,血之上者可清,血之下者可利,血之滞者可行,血之行者可止,凡生用则性凉,行血而兼消;炒用则味涩,调血而且止也。"蒲丁藤酱消炎汤中生蒲黄为佐药,其清热凉血、活血化瘀,并且止痛效佳,对于"热瘀交结,冲任气滞"之盆腔炎及子宫内膜异位症合并炎症之腹痛尤为适合。全方清中有化,消中有疏,清热化瘀,梳理冲任。以此为基本方,可随症加减。若经行量多,减炙乳香、炙没药、刘寄奴,加地榆、侧柏叶、椿根皮;若挟瘀,伍焦楂炭、茜草炭;伴输卵管阻塞,配路路通、穿山甲、王不留行、丝瓜络之类;消包块,多加黄药子、皂角刺、广地龙、三棱、莪术;腰膝酸楚,则加川续断、桑寄生、狗脊。朱氏妇科第三代传人朱南孙主要应用本方治疗慢性盆腔炎及子宫内膜异位症合并炎症之腹痛属热瘀交结,冲任气滞者。

（三）将军斩关汤

[组成] 熟大黄炭 3 g,巴戟天 18 g,仙鹤草 18 g,茯神 9 g,蒲黄炒阿胶 9 g,黄芪 4.5 g,炒当归 9 g,焦白术 4.5 g,生地、熟地各 6 g,焦谷芽 9 g,藏红花 0.9 g,三七粉 0.9 g。红茶汁送服。

朱南山:蒲黄炭 20 g(包),熟大黄炭 6 g,炮姜炭 6 g,茜草 15 g,益母草 20 g,仙鹤草 15 g,桑螵蛸、海螵蛸各 12 g,三七粉 2 g(包,吞)。

[主治] 虚中夹实(血瘀)之崩漏。

[方解] 将军斩关汤由朱南孙祖父朱南山所创,朱小南承之,并撰文传之于后世,系朱氏妇科家传验方。全方"补气血而祛余邪,祛瘀而不伤正",适用于虚中夹实之严重血崩症。

本方以熟大黄炭和蒲黄、炒阿胶为君药。《本草汇言》谓蒲黄:"至于治血之方,血之上者可清,血之下者可利,血之滞者可行,血之行者可止,凡生用则性凉,行血而兼消;炒用则味涩,调血而且止也。"蒲黄炒阿胶祛瘀补血止血,《济阴纲目》论崩漏要法:"愚谓止涩之中,须与清凉,而清凉之中,又须破瘀散结。"朱南孙宗其法用熟大黄炭清热活血效佳,认为其"不仅无泻下作用,反而能厚肠胃,振食欲,并有清热祛瘀之力",两药相伍取通因通用之法,对因瘀血致血不归经之出血,祛瘀即为止血,此为治病求本;臣以巴戟天补肾助阳以温督脉,仙鹤草养血止血,藏红花活血祛瘀,三七化瘀止血,此四味共助君药以益气摄血;黄芪补气固表,生地、熟地滋阴补血,当归补血活血,白术健脾益气,取四君、四物之法益气养血以补虚;茯神健脾安神,焦谷芽消食和胃。红茶性凉味苦甘,清热化痰消食,用红茶汁送服,既可佐熟大黄炭以清郁热,又可健脾消食固护后天之本,全方旨在祛瘀养血,调理冲任。

朱南孙宗原方之旨加减化裁,临证以熟大黄炭、炮姜炭为君,熟大黄炭清热凉血祛瘀,炮姜炭温经止血,"守而不走",一寒一热,一走一守,涩而不滞,动而不烈,寒热相济,通涩并举,是治疗血崩或夹瘀之漏下的常用药对。朱南孙运用蒲黄可归纳为"通、涩、消、利",即化瘀通经、止血涩带、散结消癥、通淋利尿。《本草汇言》:"益母草,行血养血,行血而不伤新血,养血而不滞瘀血,诚为血家之圣药也。"益母草活血化瘀,配仙鹤草养血止血,茜草功专活血化瘀而止血,三七粉为化瘀止血之圣药,四药合用,通涩兼顾,攻补兼施。《本经逢原》:"桑螵蛸,肝肾命门药也,功专收涩。"海螵蛸为厥阴血分之药,咸而走血以收涩,两药相伍以益肾摄冲;全方通涩并用,以通为主,寓攻于补,相得益彰,对产后恶露不尽、癥瘕出血、崩漏不止属虚中夹实、瘀热内滞者,用之屡屡奏效。

[加减] 本方可用于治疗寒、热、虚夹瘀的各种妇科异常出血性疾病,如功能性子宫出血、子宫内膜异位症、子宫肌瘤、盆腔炎的出血,产后恶露不尽等病证,取得了较好的临床效果。临床加减:腰酸者加川续断、杜仲、狗脊、桑寄生等;阴虚血热经血多者加女贞子、墨旱莲、炒牡丹皮、苎麻根等;乳胀、小腹坠胀者加柴胡、延胡索、川楝子、制香附、广郁金;痛剧者加血竭粉、炙乳香、炙没药、蒲黄炭改生蒲黄;便秘者加全瓜蒌、柏子仁、冬瓜仁等;四肢畏冷者选用巴戟天、肉苁蓉、胡芦巴、仙茅、淫羊藿、鹿角霜等;纳呆、嗳气者加八月札、炒谷芽、炒麦芽等。

（四）扁鹊三豆饮

[组成] 绿豆 15 g,赤小豆 15 g,黑豆 15 g。

[主治] 防治先兆子痫、暑疖,消除妇女面部色素沉着。

[方解] 方中黑豆性味甘、平、无毒,属水似肾,故能补肾镇心明目,行水下气,活血消毒,消肿止痛,滋养健血,补虚乌发。《本草纲目》云:"黑豆入肾功多,故能治水、消胀、下气、制风热而活血解毒。"绿豆性寒、味甘、无毒,入心、胃经,有清热解毒、消暑利水之功。赤小豆性平、味甘酸,入心、小肠经,具有消肿解毒、利水除湿等作用。

本方并非出自扁鹊,见自《儿科准绳·痧痘门》,用于稀痘清毒,有解毒消肿之功效。朱南山早年应用本方治疗咽喉肿痛、脚气水肿、痈毒热疮、食物中毒等症。朱南孙亦善用本方,服法可煎汤代茶,频频呷饮,并将煮烂的三种豆类拣出食用可增强利水消肿、补充营养之效。妇女面部黄褐色斑由肾水不足、肝热偏盛所致,本方加生地、白芍等,有消斑功效。

（五）调经促孕方

［组成］党参20 g,黄芪20 g,当归20 g,熟地15 g,巴戟天12 g,淫羊藿12 g,菟丝子12 g,覆盆子12 g,石楠叶12 g,石菖蒲12 g。

［主治］肾虚型排卵障碍性不孕症。

［方解］朱氏常言脏腑功能正常,气血旺盛、阴阳平和为受孕基本条件。不孕症病因复杂,需仔细审证求因,方能药到病除。对于排卵障碍性不孕,朱南孙认为其病之根在于肾虚。肾阴匮乏,精血不足,不能滋养卵子生长;肾阳不充、肾气衰惫,不能鼓动卵子排出。临床上排卵障碍性不孕症患者多伴随月经失调的表现,或为经水涩少,或为经闭不行,又或暴崩淋漓,故问诊时首当问清月事,即所谓"血旺经调然后子嗣也"。朱氏认为排卵障碍,以虚证居多,即使确系实证(如卵巢异位囊肿等),亦应注意久病消耗人之正气,攻病之药亦能损耗人之元气,久病必伤正。阴阳乃人身之根本,"阴平阳秘,精神乃至",阴阳失衡,则动静失常,气血不和,胎孕难结。故朱氏用药极不赞成不审阴阳动静,弃脉证于一旁而随意轻投温而刚燥之品,谓其能重伤阴血。又提出虚证日久者,必致瘀血夹杂,故用药不能一味投之以补益之品,谓其能阻碍气血运行。故以黄芪、党参、当归为君补气养血、活血调经;熟地、巴戟天、淫羊藿、菟丝子、覆盆子为臣药平补肝肾,填精生髓,柔阳以济阴;石楠叶、石菖蒲为佐使能温肾阳、壮性欲,阳中求阴,以期阴阳平衡。

（六）健壮补力膏

［组成］太子参20 g,菟丝子12 g,覆盆子12 g,金樱子12 g,桑寄生12 g,五味子6 g,石龙芮12 g,仙鹤草15 g。

［主治］肝肾不足、冲任虚损之崩漏、带下、闭经、月经不调、不孕症、胎漏等症。

［方解］肾者主蛰,封藏之本;肝藏血,罢极之本,肝肾乃冲任之本,肝肾虚损,则精血滑脱,带下绵绵,神疲嗜卧。本膏中太子参补气,虚人为宜;菟丝子、覆盆子、金樱子、五味子补肝肾,摄精气,固冲任;桑寄生补肝肾,强筋骨;石龙芮前人用于治疗痈疖肿毒、瘰疬病结核等症,朱南孙予以补肾强壮之用;仙鹤草补涩之剂,属强壮止血药,寒、热、虚、实之出血皆可用之。诸药配制成膏,药性温而不燥,补而不腻,是虚损的日常温补之剂。

此方配伍,常用于临床功能失调性子宫出血伴贫血患者,复旧期用于补精血,恢复体力,也可用于经间期出血淋漓不净伴神疲乏力者,还可用于习惯性流产患者伴腰酸者,也可根据临床需要拆开用之,例如菟丝子、覆盆子、金樱子可用于调经种子,促排卵助孕,太子参、金樱子、仙鹤草可用于带卜绵绵或产后子宫滑脱者,均有效验。石龙芮,《本草纲目》记载:"石龙芮,乃平补之药,古方多用之,其功与枸杞子、覆盆子相埒,而世人不知用。"《本草汇言》云:"石龙芮,凡相火炽盛,阴躁精虚者,以此充入诸滋补药,服食甚良。主补肾益精明目,有育嗣延龄之妙。"故朱南孙取其补肾阴益精之效,临证用于涩精固脱。

（七）紫蛇消瘤断经汤

［组成］紫草 30 g,白花蛇舌草 30 g,夏枯草 30 g,墨旱莲 15 g,寒水石 30 g,大蓟、小蓟各 12 g,石见穿 15 g,生牡蛎 30 g。

［主治］更年期子宫肌瘤属阴血亏虚、肝火旺盛者。本方功用为清肝益肾、软坚消瘤、断经防癌。

［方解］方中夏枯草、紫草、白花蛇舌草、墨旱莲四味药配伍,具有平肝清热、消瘤防癌之功效,是治疗围绝经期子宫肌瘤,促其尽早绝经、减少经量、缩短经期之良药。方中以紫草、白花蛇舌草共为君药,紫草凉血活血平肝,根据现代药理学研究证实有明显的拮抗雌激素作用;白花蛇舌草清热解毒,消痈散结,二药相伍,久用可消瘤防癌,促进绝经。再加寒水石、生牡蛎,取其咸寒之性,清热泻火,加强断经作用;夏枯草清泄肝火、散结消肿;石见穿活血化瘀,与夏枯草、寒水石、生牡蛎共为臣药;墨旱莲为佐使药,清养肝肾;大蓟、小蓟清热凉血止血,可防瘀阻量多,亦可减少月经量。

第四节　膏　方　选　录

膏者,泽也。在中医理论里,膏方是一种具有高级营养滋补和治疗预防综合作用的成药。它是在大型复方汤剂的基础上,根据人的不同体质、证候而确立的不同处方,经过浓煎后掺入某些辅料而制成的一种稠厚状半流质或冻状剂型,也即谓"凝而不固膏"。膏方伴随着中医药的发展,有着悠久的历史,并在临床实践中不断发展,是中医学的重要组成部分,是中医药历史长河中的文化积淀和瑰宝,长期以来在防病御病、提高人们身体素质中发挥着其独特的作用。

朱氏膏方源于朱南山,至朱南孙一代,其理论体系已日臻完备。朱南孙的祖父朱南山,宗张子和学派并推崇张景岳"无虚急在邪气,去之不速留则生变",治病颇有大将风范,善用汗、吐、下三法,用药常以大方峻剂,挽救危疾,以治时疫重症成名于乡里,有"朱一贴"之美誉。故一般膏方鲜用。而朱小南秉承家学,又大胆发挥,用药内外兼治,不拘一格,总结前贤学术思想,潜心钻研,将冲、任、督、阴跷脉、阳跷脉、阴阳维脉、带脉的奇经八脉理论与体系融入朱氏妇科,临证将女科之证与奇经病机相贯穿,分为奇经实证与奇经虚证。奇经实证则用辛苦芳香以温通消散,虚证则喜用血肉有情之品峻补,且以丸、膏之剂柔养缓图。

朱南孙在其祖父与父亲学术经验基础上又进一步进行了总结与提高,临证重视奇经,梳理冲任,提倡乙癸同源、肝肾为纲的思想,诊治妇科疾病提出了"从合守变"的学术思想。每于冬令,朱南孙开设膏方门诊,对于妇科经带胎产、杂病之各种慢性、疑难病症,详于四诊,精于辨证,综合疾病证候,辨明邪正关系,因人、因时、因病,辨证处方,精选药物,严谨组方,斟酌取舍,每获奇效。

一、月经病

案1 月经量少案

王某,女,32 岁。

初诊(2016 年 12 月 7 日)

两次人流后,肝肾耗损,气血虚衰,阴血不足,心脑失养,经来量少,已历 1 年。夜寐欠安,腑行不畅。脉细软,舌红苔薄。宜调补肝血,养心宁神。

[处方]吉林人参 100 g,西洋人参 50 g,绵黄芪 150 g,全当归 150 g,京赤芍 120 g,熟地 90 g,生地 90 g,铁皮石斛 20 g,莲子心 50 g,首乌藤 200 g,云茯神 150 g,合欢皮 120 g,柏子仁 90 g,酸枣仁 90 g,朱灯心 30 g,淡远志 50 g,制黄精 120 g,川杜仲 120 g,川续断 120 g,金狗脊 120 g,菟丝子 150 g,制香附 120 g,川楝子 120 g,杜红花 100 g,桃仁 90 g,益母草 150 g,川牛膝 120 g,春砂仁 50 g,山楂肉 120 g,陈皮 30 g,青皮 30 g。

另加:陈阿胶 250 g,龟甲胶 250 g,红枣 150 g,莲肉 150 g,桂圆肉 120 g,胡桃仁 150 g,冰糖 500 g,黄酒 500 ml,白蜜 250 g。

[熬膏方法] 上药以清水浸 1 宿,陈阿胶、龟甲胶以黄酒浸 1 宿(烊化),桂圆肉、莲肉、胡桃肉捣碎,红枣去皮、核。次日将浸药的水倾倒出,另放清水大火浓煎 2 h,将药液滤出,倒入已备置的锅中,然后再放清水煎 2 h,滤汁,去渣,将 2 次药液合并煎熬浓缩至 1 000 ml,放入酒浸胶及龙眼肉、红枣、湘莲子、胡桃肉等物,文火收膏时放入另煎的人参汤,以扁形木棒不断搅拌,待熬到黏稠,滴水成珠状即成,置于罐内待冷却。

[服法] 每日早晚各 1 汤匙,开水冲服。1 周后可增至 1 匙半。

[忌宜] 服膏时忌食生萝卜、浓茶、咖啡,如遇感冒发热,大便溏薄或胃口不佳时,暂停数日,待病愈后再进服。

【按】《医学正传》云:"月经全借肾水施化,肾水既乏,则经血日以干涸。"患者屡次流刮,冲任受损,且兼有肾精不足,肾阴不化,肝血亦虚,冲任亏损,胞宫无血可下,故见月经量少。本病病位亦在心,胞脉者,属心而络于胞中,胞脉受损,心亦失所养。故组方中多用当归、黄芪、人参等补益气血之品,以充血海。且肾为先天之本,心肾相交,水火相济,方中用熟地、黄精、杜仲、川续断等补肾填精,复投以朱灯心、远志、首乌藤等宁心安神以增强疗效。加之患者气血两虚日久,肠失濡润,无水行舟,故见腑气不通,方中加用大量柏子仁、桃仁、牛膝、白蜜等以润肠通便之效。全方滋而不腻、补而不滞,使精血充而经自调。

案 2 更年期综合征(经断前后诸证)。

纪某,女,49 岁,已婚。

初诊(2007 年 11 月 15 日)

年届七七(49 岁),肾气渐衰,冲任失调,经事已乱,月经 10 余日至 40 余日一行,经行 10 余日方净,经至有块,色暗。时感头晕耳鸣,神疲乏力,足跟疼痛,畏寒肢冷。脉沉细,舌淡苔薄。际此冬令,宜补肾益气,养血和络。

[处方] 生晒参 100 g(上药另煎,收膏时兑入),潞党参 150 g,炙黄芪 150 g,大熟地 150 g,抚川芎 90 g,紫丹参 150 g,全当归 150 g,京赤芍 150 g,枸杞子 150 g,潼蒺藜 150 g,何首乌 200 g,山茱萸 150 g,巴戟天 120 g,淫羊藿 120 g,鹿角胶片 90 g,威灵仙 120 g,鸡血藤 150 g,川桂枝 120 g,伸筋草 120 g,千年健 150 g,菟丝子 150 g,桑螵蛸 120 g,川续断 120 g,怀牛膝 120 g,紫石英 150 g,川杜仲 150 g,金狗脊 150 g,青皮、陈皮各 50 g,怀山药 150 g,山楂肉 120 g。

另加：陈阿胶 250 g,龟甲胶 250 g,红枣 150 g,桂圆肉 120 g,莲肉 150 g,胡桃仁 150 g,冰糖 500 g,黄酒 500 ml。

［熬膏方法］上药以清水浸 1 宿,陈阿胶、龟甲胶以黄酒浸 1 宿(烊化),桂圆肉、莲肉、胡桃仁捣碎,红枣去皮、核。次日将浸药的水倾倒出,另放清水大火浓煎 2 h,将药液滤出,倒入已备置的锅中,然后再放清水煎 2 h,滤汁,去渣,将 2 次药液合并煎熬浓缩至 1 000 ml,放入酒浸胶及红枣、桂圆肉、莲肉、胡桃仁等物,文火收膏时放入另煎的人参汤,以扁形木棒不断搅拌,待熬到黏稠,滴水成珠状即成,置于罐内待冷却。

［服法］每日早晚各 1 汤匙,开水冲服。1 周后可增至 1 匙半。

［忌宜］服膏时忌食生萝卜、浓茶、咖啡,如遇感冒发热,大便溏薄或胃口不佳时,暂停数日,待病愈后再进服。

【按】《女科百问》云:"七七则卦数以终,终则经水绝止。"患者年届七七,肾气渐衰,冲任二脉亏虚,精血不足,"肾主骨生髓",肾亏则骨不坚定,故时有腰酸、神疲乏力、足跟疼痛。方中以四物汤加党参、黄芪益气养血;山茱萸、菟丝子、枸杞子益肾填精;巴戟天、淫羊藿、鹿角胶片温肾助阳;川续断、杜仲、怀牛膝补肾强腰膝;桑螵蛸、补骨碎、伸筋草、千年健、威灵仙强筋骨、通络止痛;鸡血藤、川芎活血通络;桂枝温通经脉,解痉止痛;潼蒺藜平肝疏肝,陈皮理气和中,补而不腻。诸药相配,共奏补肾益气、养血和络之功效。

二、带下病

案 盆腔炎案

沈某,女,35 岁,已婚。

初诊(1984 年 12 月 20 日)

婚后 1 年,房劳不节,肾气耗损,胞脉空虚之际,湿热邪毒外侵,蓄积下焦,客于胞中,气血瘀滞,以致痛势延绵,久而不孕。症见腰膝酸软,神疲乏力,少腹不适,带下绵绵。脉细软,舌暗胖、有齿印、有瘀紫。冬令之际,投以益肾气,兼化湿热之剂,以冀病除康健,毓麟有望。

［处方］吉林人参 50 g(上药另煎,收膏时兑入),潞党参 120 g,生黄芪 120 g,全当归 120 g,大川芎 60 g,赤芍、白芍各 90 g,生地、熟地各 90 g,蒲公英

150 g,大血藤 150 g,粉牡丹皮 90 g,椿根皮 120 g,芡实、莲须各 90 g,川柏皮 60 g,怀山药 120 g,云茯苓 120 g,川楝子 90 g,制香附 90 g,覆盆子 120 g,淫羊藿 120 g,石楠叶 90 g,枸杞子 120 g,女贞子 120 g,桑椹 120 g,川续断 120 g,桑寄生 120 g,金狗脊 120 g,焦白术 60 g,新会皮 60 g。

另加：阿胶 100 g,金樱子膏 1 瓶,鹿角胶 60 g,胡桃仁 90 g,龙眼肉 60 g,冰糖 500 g,陈酒 250 ml。

［熬膏方法］上药以清水浸 1 宿,陈阿胶、鹿角胶以黄酒浸 1 宿(烊化),龙眼肉、胡桃仁捣碎。次日将浸药的水倾倒出,另放清水大火浓煎 2 h,将药液滤出,倒入已备置的锅中,然后再放清水煎 2 h,滤汁,去渣,将 2 次药液合并煎熬浓缩至 1 000 ml,放入酒浸胶、金樱子膏及龙眼肉、胡桃仁等物,文火收膏时放入另煎的人参汤,以扁形木棒不断搅拌,待熬到黏稠,滴水成珠状即成,置于罐内待冷却。

［服法］每日早晚各 1 汤匙,开水冲服。1 周后可增至一匙半。

［忌宜］服膏时忌食生萝卜、浓茶、咖啡,如遇感冒发热,大便溏薄或胃口不佳时,暂停数日,待病愈后再进服。

【按】《傅青主女科》云:"夫带下俱是湿症……然带脉通于任、督,任、督病而带脉始病……然而带脉之伤,非独跌闪挫气已也,或行房而放纵,或饮酒而颠狂,虽无疼痛之苦,而有暗耗之害,则气不能化经水,而反变为带病矣……况加之以脾气之虚,肝气之郁,湿气之侵,热气之逼,安得不成带下之病哉……治法宜大补脾胃之气,稍佐以疏肝之品……脾气健而湿气消,自无白带之患矣。"本案患者房劳不节,损伤冲任而及带脉,又感湿热邪毒,日久气血瘀滞而见带下绵绵、痛势延绵、腰酸肢软、神疲乏力诸症。治疗上以完带汤健脾益气、升阳除湿,加蒲公英、红藤、牡丹皮、川柏、茯苓清热化湿,椿根皮、芡实、莲须固涩止带。覆盆子、淫羊藿、石楠叶、川续断、桑寄生、金毛狗脊温补肾阳,枸杞子、女贞子、桑椹滋补肾阴,使脾气健,肾气充。

三、妊娠病

案 1 滑胎案

秦某,女,29 岁,已婚。

初诊（1984 年 11 月 22 日）

几度孕至，几处夭殁，阴损阳折，气耗血伤。冲为血海，任主胞胎而隶系于肝肾。脉细软，舌紫暗，苔薄黄腻少津。乙癸衰少，爱莫能助，调摄以何？当拟填精益血，补气之品以资其源。

［处方］紫河车 90 g，生晒参 50 g（上药另煎，收膏时兑入），炙黄芪 150 g，制黄精 120 g，白术、白芍各 90 g，当归身 120 g，怀山药 120 g，山茱萸 60 g，大熟地 120 g，桑椹 120 g，枸杞子 120 g，女贞子 120 g，墨旱莲 150 g，菟丝子 120 g，川续断 120 g，金狗脊 120 g，北芡实 120 g，覆盆子 120 g，补骨脂 120 g，巴戟天 90 g，淫羊藿 90 g，石楠叶 120 g，石龙芮 120 g，山楂、神曲各 90 g，云茯苓 120 g，新会皮 50 g，桔梗 60 g，怀牛膝 120 g。

另加：鹿角胶 60 g，明阿胶 100 g，鸡血藤膏 1 瓶，湘莲子 120 g，大枣 120 g，冰糖 250 g，陈酒 400 ml。

［熬膏方法］上药以清水浸 1 宿，阿胶、鹿角胶以黄酒浸 1 宿（烊化），莲肉捣碎，红枣去皮去核。次日将浸药的水倾倒出，另放清水大火浓煎 2 h，将药液滤出，倒入已备置的锅中，然后再放清水煎 2 h，滤汁，去渣，将 2 次药液合并煎熬浓缩至 1 000 ml，放入酒浸阿胶、鸡血藤膏及湘莲、大枣等物，文火收膏时放入另煎的人参汤，以扁形木棒不断搅拌，待熬到黏稠，滴水成珠状即成，置于罐内待冷却。

［服法］每日早晚各 1 汤匙，开水冲服。1 周后可增至 1 匙半。

［忌宜］服膏时忌食生萝卜、浓茶、咖啡，如遇感冒发热，大便溏薄或胃口不佳时，暂停数日，待病愈后再进服。

【按】自然流产连续 3 次以上者，称为习惯性流产。每次流产往往发生在同一妊娠月份（即胎龄）。中医学认为肾藏精而为气血之始，是生殖之根；脾主健运而为气血生化之源，为后天之本。朱南孙善用膏方治疗此病，认为习惯性流产的病因，主要是由于内外因素导致了人体气血虚弱，肾气不固，内热伤胎。其治疗原则，多从补虚论治，尤以补肾为核心。其治疗的步骤，强调对妇女未孕前的预防性治疗和怀孕后的保胎辨证论治相结合。膏方中有八珍汤之意，八珍汤为气血同补的著名方剂，对气血不足、脾肾两亏的习惯性流产患者的黄体功能具有明显的促进作用。方中又含五子衍宗丸之意，由枸杞子、菟丝子、五味子、覆盆子等药组成，功能填精、补髓、益肾，对男女的性腺功能失调均具有良好的调节作用。在妇科尤能调经种子，预防先兆流产及习惯性流产的发生。《本草纲目》载石龙苪:"风寒湿痹,心腹邪气,利关节,止烦满。平肾胃气,补阴气不足,失精茎冷。令人皮肤光泽有子。"总之,在以补肾为治疗原则的基础上,根据孕妇的体质,或温肾健脾,或疏调气血,对习惯性流产的保胎防漏有一定效果。

案2 滑胎案

朱某,女,31岁。

初诊(2007年11月10日)

婚后8年,孕3流3,屡孕屡堕,素体肾虚,肾虚不足,冲任不固,胎元失养,多次流堕,肾气更伤,腰酸如折,气血亏虚,脾运不及,纳食无味,大便溏薄,神疲乏力。切脉细濡尺不足,舌质淡红苔薄腻,边有齿印。肾气不足,脾肾两亏,冲任不固,而致滑胎,为制膏方,益肾健脾补气,佐以调理冲任之品,以备再孕,胎固而不滑。

[处方] 生晒参100 g(上药另煎,收膏时兑入),潞党参150 g,生黄芪150 g,全当归150 g,菟丝子150 g,杭白芍120 g,大熟地120 g,枸杞子150 g,覆盆子150 g,怀山药150 g,山茱萸150 g,桑螵蛸150 g,巴戟天150 g,淫羊藿150 g,补骨脂120 g,紫石英200 g,煨金樱150 g,紫河车90 g,川续断150 g,川杜仲150 g,金狗脊150 g,制何首乌150 g,川牛膝150 g,白扁豆150 g,焦白术90 g,新会皮60 g,白茯苓250 g,山楂肉120 g,白果120 g。

另加:陈阿胶250 g,鳖甲胶250 g,红枣150 g,胡桃仁150 g,桂圆肉120 g,冰糖500 g,黄酒500 ml。

[熬膏方法] 上药以清水浸1宿,阿胶、鳖甲胶以黄酒浸1宿(烊化),胡桃仁、桂圆肉捣碎,红枣去皮去核。次日将浸药的水倾倒出,另放清水大火浓煎2 h,将药液滤出,倒入已备置的锅中,然后再放清水煎2 h,滤汁,去渣,将2次药液合并煎熬浓缩至1 000 ml,放入酒浸胶、胡桃仁、桂圆肉、大枣等物,文火收膏时放入另煎的人参汤,以扁形木棒不断搅拌,待熬到黏稠,滴水成珠状即成,置于罐内待冷却。

[服法] 每日早晚各1汤匙,开水冲服。1周后可增至1匙半。

[忌宜] 服膏时忌食生萝卜、浓茶、咖啡,如遇感冒发热,大便溏薄或胃口不佳时,暂停数日,待病愈后再进服。

【按】习惯性流产具有"应期而堕,屡孕屡堕"的特征,中医称之为"滑胎"。

朱南孙分析中医治疗习惯性流产主要有两个方面,一是先兆流产的保胎治疗,另是针对有流产病史的妇女,从怀孕受孕前,即予中药治疗,确保不发生流产征兆。本患者为怀孕前用膏方以调治。朱南孙认为:肾主生殖,胞脉系于肾;母体肾气是胎儿发育的动力,而胎儿的成长,又要靠气血的充养,气血是由脾胃所化生,因此肾气不足,脾胃虚弱是导致习惯性流产的主要病机。肾气不足包括了两个方面,一是有畸形,终致流产,甚或频坠;二是母体虚弱,肾气不足。脾胃虚弱主要导致气血的不足,气虚不能载胎,血虚不能养胎,故而流产。朱南孙治疗习惯性流产,在中药膏方主要是用补肾药如:菟丝子、枸杞子、覆盆子、巴戟天、淫羊藿、补骨脂、紫河车、川续断、川杜仲、金狗脊、山茱萸、桑螵蛸、金樱子、紫石英、胡桃仁、鳖甲胶、制何首乌;在补肾基础上调养气血善用生晒参、党参、生黄芪、白术、茯苓、白扁豆、怀山药、当归、杭白芍、大熟地、陈阿胶、桂圆肉等。诸药合用珠联璧合,如桴应鼓。

四、产后病

案1 产后体虚案

伏某,女,28 岁。

初诊(2004 年 11 月 27 日)

产后半年,起居不慎,感寒饮冷,寒邪乘虚而入,中州受损,旋即胃脘不舒,食后隐痛,大便溏薄,恙连两月。脾胃为后天之本,气血生化之源,主运化而统血,冲任又隶属于阳明。脾气虚衰,冲任失养,产后置环,重伤冲任,经转量多。脉细软,舌暗胖有齿印,苔薄少津。乘兹闭藏之令,拟甘温益气、补肾健脾之剂,以冀恙平康复。

[处方] 吉林人参 60 g,潞党参 150 g(上药另煎,收膏时兑入),炙黄芪 150 g,肉苁蓉 150 g,川续断 150 g,全当归 150 g,巴戟天 150 g,炙升麻 60 g,淫羊藿 150 g,川杜仲 150 g,制黄精 150 g,怀牛膝 120 g,大熟地 150 g,怀山药 120 g,金狗脊 150 g,杭白芍 120 g,山茱萸 150 g,威灵仙 150 g,枸杞子 150 g,桑螵蛸 150 g,焦白术 120 g,菟丝子 150 g,桑寄生 150 g,茯苓、茯神各 120 g,覆盆子 150 g,紫石英 180 g,新会皮 60 g,金樱子 150 g,石楠叶 120 g,山楂 120 g。

另加:陈阿胶 250 g,龟甲胶 250 g,桂圆肉 150 g,莲肉 150 g,红枣 150 g,胡

桃仁 150 g,白文冰 500 g,黄酒 500 ml。

[熬膏方法]上药以清水浸 1 宿,阿胶、龟甲胶以黄酒浸 1 宿(烊化),莲肉、桂圆肉捣碎,红枣去皮去核。次日将浸药的水倾倒出,另放清水大火浓煎 2 h,将药液滤出,倒入已备置的锅中,然后再放清水煎 2 h,滤汁,去渣,将 2 次药液合并煎熬浓缩至 1 000 ml,放入酒浸胶、莲肉、桂圆肉、红枣等物,文火收膏时放入另煎的人参汤,以扁形木棒不断搅拌,待熬到黏稠,滴水成珠状即成,置于罐内待冷却。

[服法]每日早晚各 1 汤匙,开水冲服。1 周后可增至 1 匙半。

[忌宜]服膏时忌食生萝卜、浓茶、咖啡,如遇感冒发热,大便溏薄或胃口不佳时,暂停数日,待病愈后再进服。

【按】产后气血未复,易感外邪;脾胃虚弱,气机阻滞,故胃脘不适,胃痛;脾胃虚弱,运化无权,则大便溏薄。脾气虚衰,不能化生精微,气血来源不足,冲任失养,又因产后置环,重伤冲任,故经量多。按《素问·阴阳应象大论篇》"精不足者,补之以味"之理,治疗上给予甘温益气、补肾健脾之剂。人参大补元气,补中益气汤加减健脾益气。方中当归、熟地、白芍养血调经;巴戟天、肉苁蓉、淫羊藿、菟丝子、川续断、杜仲、桑寄生、怀牛膝、狗脊、山茱萸、黄精、枸杞子等补肝肾、填肾精、强筋骨;桑螵蛸、金樱子、覆盆子固肾收涩兼止泻,培本复旧;紫石英、石楠叶温肾暖宫;茯苓、茯神健脾渗湿,宁心安神;陈皮、楂肉理气消滞,使补不碍胃,滋而不腻。

案2 产后自汗案

陈某,女,36 岁。

初诊(2008 年 12 月 1 日)

产后失养,气血两虚,恶露绵绵近 2 个月方净。自汗,肢节酸楚,脉细缓,舌淡,苔腻少津。宜益气养血,敛汗和络。

[处方]生晒参 100 g,西洋参 50 g(上药另煎,收膏时兑入),潞党参 150 g,稽豆衣 120 g,糯稻根 200 g,威灵仙 120 g,麻黄根 200 g,伸筋草 120 g,防风、防己各 90 g,炙黄芪 150 g,瘪桃干 90 g,丝通草 30 g,生白芍 120 g,五味子 50 g,鸡血藤 150 g,粉归身 150 g,川续断 120 g,丝瓜络 120 g,茯苓、茯神各 120 g,厚杜仲 120 g,络石藤 120 g,首乌藤 150 g,菟丝子 120 g,新会皮 60 g,合欢皮 120 g,

桑寄生 120 g,生白术 90 g,淮小麦 200 g,海螵蛸 120 g,山楂肉 120 g。

另加：陈阿胶 250 g,龟甲胶 250 g,红枣 150 g,莲肉 150 g,胡桃仁 150 g,桂圆肉 120 g,冰糖 500 g,黄酒 500 ml。

［熬膏方法］上药以清水浸 1 宿,阿胶、龟甲胶以黄酒浸 1 宿(烊化),莲肉、桂圆肉、胡桃仁捣碎,红枣去皮去核。次日将浸药的水倾倒出,另放清水大火浓煎 2 h,将药液滤出,倒入已备置的锅中,然后再放清水煎 2 h,滤汁,去渣,将 2 次药液合并煎熬浓缩至 1 000 ml,放入酒浸胶、莲肉、桂圆肉、胡桃仁、红枣等物,文火收膏时放入另煎的人参汤,以扁形木棒不断搅拌,待熬到黏稠,滴水成珠状即成,置于罐内待冷却。

［服法］每日早晚各 1 汤匙,开水冲服。1 周后可增至 1 匙半。

［忌宜］服膏时忌食生萝卜、浓茶、咖啡,如遇感冒发热,大便溏薄或胃口不佳时,暂停数日,待病愈后再进服。

【按】《景岳全书·妇人规》云："产后气血俱去,诚多虚证。"血濡养气,因产失血,气失所濡,卫外失固,腠理不密,不能固摄津液,则津液外泄,自汗出。气虚血弱,冲任不固,血失统摄,则恶露不绝;经脉失养,则肢节酸楚。全方以玉屏风散益气固表;生晒参、潞党参、西洋参益气养阴;糯稻根、麻黄根、稽豆衣、瘪桃干、淮小麦等敛液止汗;鸡血藤、当归身、威灵仙、伸筋草、防己、通草、丝瓜络、络石藤等养血通络;川续断、菟丝子、海螵蛸、桑寄生、杜仲补肝肾、强筋骨;合欢皮、茯神解郁安神;茯苓、陈皮、山楂等顾护脾胃。诸药配制成膏,以冀气血渐充,自汗得止。

五、妇科杂病

案1 不孕案

顾某,女,29 岁,已婚。

初诊(2008 年 11 月 28 日)

女子经水来自冲任,源于脏腑,气充血沛乃能有子。缘由天癸迟至,冲任脉虚,血海失于满溢,经水不能如期而转,量少,色暗红,神疲纳呆,今精、气、神俱不足,安能有子。治先调经为要,值此隆冬封蛰之际,宜健脾胃以资血源,养肝肾以充血海,疏经调经,以通血行,冲任得润,始望有子。

[处方]吉林参 50 g,潞党参 120 g,炙黄芪 120 g,全当归 150 g,紫丹参 150 g,京赤芍 120 g,大熟地 150 g,川抚芎 90 g,巴戟天 120 g,鹿角片 90 g,淫羊藿 120 g,官桂心 60 g,川续断 120 g,川牛膝 120 g,鸡血藤 150 g,杜红花 90 g,广木香 60 g,焦山楂 120 g,炮姜炭 60 g,新会皮 60 g,蓬莪术 120 g,鸡金皮 120 g,台乌药 120 g,炒枳壳 120 g,益母草 150 g。

另加:陈阿胶 250 g,龙眼肉 125 g,红枣 125 g,胡桃肉 125 g,湘莲子 125 g,文冰 500 g,陈酒 500 ml。

煎法、服法及禁忌同前。

[熬膏方法]上药以清水浸 1 宿,陈阿胶以黄酒浸 1 宿(烊化),莲肉、龙眼肉、胡桃肉捣碎,红枣去皮去核。次日将浸药的水倾倒出,另放清水大火浓煎 2 h,将药液滤出,倒入已备置的锅中,然后再放清水煎 2 h,滤汁,去渣,将 2 次药液合并煎熬浓缩至 1 000 ml,放入酒浸阿胶、莲肉、桂圆肉、胡桃肉、红枣等物,文火收膏时放入另煎的人参汤,以扁形木棒不断搅拌,待熬到黏稠,滴水成珠状即成,置于罐内待冷却。

[服法]每日早晚各 1 汤匙,开水冲服。1 周后可增至 1 匙半。

[忌宜]服膏时忌食生萝卜、浓茶、咖啡,如遇感冒发热,大便溏薄或胃口不佳时,暂停数日,待病愈后再进服。

案 2 不孕案

张某,女,29 岁,已婚。

初诊(2008 年 10 月 28 日)

数年前曾孕 3 个月自然流产 1 次,其后月经稀发伴经量减少,经去年膏方调治以后,经水尚能按期而至,基础体温亦渐有双相,唯经来量少,孕而不育。时有腰酸乏力,畏寒肢冷,脉细软,舌偏红,苔薄白。证属肝肾亏虚,气血两虚。去岁服膏方后,基础体温渐有双相曲线,今冬再宗原方增进,以卜来年精足神充,则毓麟有望。

[处方]生晒参 150 g(上药另煎,收膏时兑入),潞党参 150 g,炙黄芪 150 g,全当归 180 g,大熟地 150 g,杭白芍 120 g,焦白术 90 g,怀山药 150 g,茯苓、茯神各 120 g,合欢皮 150 g,制何首乌 180 g,山茱萸 150 g,巴戟天 150 g,淫羊藿 150 g,石楠叶 90 g,小茴香 60 g,紫石英 200 g(先煎),上官桂 90 g,鹿角片

120 g,陈艾叶 90 g,紫河车 150 g,枸杞子 150 g,菟丝子 150 g,五味子 150 g,覆盆子 150 g,桑椹 150 g,鸡血藤 150 g,红花 120 g,山楂肉 120 g,抚川芎 90 g,制香附 150 g,川楝子 120 g,青皮、陈皮各 50 g。

另加:陈阿胶 300 g,鳖甲胶 200 g,胡桃仁 150 g,桂圆肉 150 g,小红枣 150 g,莲肉 150 g,冰糖 500 g,黄酒 500 ml。

[熬膏方法]上药以清水浸 1 宿,陈阿胶、鳖甲胶以黄酒浸 1 宿(烊化),胡桃仁、莲肉、桂圆肉捣碎,红枣去皮去核。次日将浸药的水倾倒出,另放清水大火浓煎 2 h,将药液滤出,倒入已备置的锅中,然后再放清水煎 2 h,滤汁,去渣,将 2 次药液合并煎熬浓缩至 1 000 ml,放入酒浸胶、胡桃仁、莲肉、桂圆肉、红枣等物,文火收膏时放入另煎的人参汤,以扁形木棒不断搅拌,待熬到黏稠,滴水成珠状即成,置于罐内待冷却。

[服法]每日早晚各 1 汤匙,开水冲服。1 周后可增至 1 匙半。

[忌宜]服膏时忌食生萝卜、浓茶、咖啡,如遇感冒发热,大便溏薄或胃口不佳时,暂停数日,待病愈后再进服。

【按】患者流产后气血两虚,元气受损,《素问·调经论篇》曰:"血气不和,百病乃变化而生。"因患者求嗣心切,去年经膏方调治后渐有效用,故仍予膏方调治,遵原意增进,培补真元,以期毓麟有望。全方以八珍汤补益气血,小茴香、紫石英、官桂、艾叶等温肾助孕,巴戟天、淫羊藿、制何首乌、鹿角片、紫河车等益精填髓,枸杞子、菟丝子、覆盆子、桑椹、五味子等平补肝肾,调其阴阳平衡。肝肾亏虚易致肝火旺盛,易烦躁多梦,心绪不宁,故予茯神、合欢皮、石菖蒲等解郁安神,青皮、陈皮、川楝子、制香附疏肝理气。脾胃为气血生化之源,茯苓、白术、白芍、山楂等健脾护胃,鸡血藤、红花等活血化瘀,略加推动,以期经水按期而至,早日得嗣。

案3　子宫肌瘤案

黄某,女,36 岁,已婚。

初诊(2015 年 10 月 28 日)

患者剖宫产后不久,未哺乳,经水即按月转,数月来经转量多,腰酸头眩,足跟疼痛,神疲乏力,经 B 超检查提示子宫肌瘤。此乃产虚未复,血气不和,结为石瘕。值此冬令进补之际,宜扶正攻坚并举。

[处方]吉林参 50 g,潞党参 150 g,紫丹参 150 g,南沙参 120 g,京玄参

120 g,牡丹皮 90 g,全当归 120 g,杭白芍 120 g,大熟地 120 g,蓬莪术 90 g,京三棱 90 g,生山楂 150 g,鸡内金 90 g,穿山甲 150 g,小青皮 60 g,铁刺苓 150 g,枸杞子 150 g,女贞子 150 g,墨旱莲 150 g,仙鹤草 200 g,夏枯草 150 g,槐花末 150 g,茜草根 150 g,川续断 150 g,金狗脊 150 g,桑寄生 150 g,菟丝子 150 g,海螵蛸 150 g。

另加:陈阿胶 250 g,鳖甲胶 120 g,金樱子膏 500 g,小红枣 120 g,胡桃仁 120 g,莲肉 120 g,龙眼肉 120 g,文冰 500 g,陈酒 500 ml。

煎法、服法及禁忌同前。

[熬膏方法]上药以清水浸 1 宿,阿胶、鳖甲胶以黄酒浸 1 宿(烊化),莲肉、龙眼肉、胡桃肉捣碎,红枣去皮去核。次日将浸药的水倾倒出,另放清水大火浓煎 2 h,将药液滤出,倒入已备置的锅中,然后再放清水煎 2 h,滤汁,去渣,将 2 次药液合并煎熬浓缩至 1 000 ml,放入酒浸胶、金樱子膏、莲肉、桂圆肉、红枣等物,文火收膏时放入另煎的人参汤,以扁形木棒不断搅拌,待熬到黏稠,滴水成珠状即成,置于罐内待冷却。

[服法]每日早晚各 1 汤匙,开水冲服。1 周后可增至 1 匙半。

[忌宜]服膏时忌食生萝卜、浓茶、咖啡,如遇感冒发热、大便溏薄或胃口不佳时,暂停数日,待病愈后再进服。

【按】癥瘕积聚,瘀阻冲任,新血难安,乘经行之际而妄行,故经量较多;患者新产后体虚未复,气血不和,肾虚故见腰酸、足跟疼痛。全方以补益气血,填精益髓为主,亦取朱南孙经验方紫蛇消瘤断经汤之意,生牡蛎、夏枯草平肝潜阳、软坚散结,仙鹤草、茜草、山楂肉散瘀止血;桑螵蛸、海螵蛸配伍运用补肾收敛固涩,三棱、莪术活血化瘀。盖顽固之疾,只能缓图,却病为主,以冀体康正复。

案4 癥瘕案

李某,女,35 岁,已婚。

初诊(2014 年 11 月)

双侧卵巢囊肿,瘀阻胞脉冲任气滞,肝火旺盛,每次月经来潮量少不畅,腹痛时作,面部痤疮频发,咽喉疼痛,口腔溃疡,热邪炽盛。面色不华,虽虚不宜峻补,当疏肝清热化瘀,养血调经并奉此膏方。

[处方]西洋参 100 g,潞党参 150 g,绵黄芪 120 g,紫丹参 120 g,南沙参

60 g,北沙参 60 g,京玄参 90 g,京赤芍 120 g,大生地 150 g,牡丹皮 120 g,全当归 150 g,川芎 90 g,鱼腥草 120 g,柴胡 60 g,徐长卿 120 g,炙乳香、炙没药 120 g,延胡索 60 g,桑寄生 120 g,带叶桑枝 120 g,夏枯草 120 g,铁刺苓 150 g,石见穿 120 g,皂角刺 90 g,刘寄奴 120 g,莪术 90 g,白术 90 g,川楝子 120 g,王不留行 150 g,金银花 120 g,青皮 60 g,陈皮 60 g。

另加：陈阿胶 200 g,小红枣 150 g,核桃肉 150 g,桂圆肉 120 g,莲肉 150 g,冰糖 500 g,黄酒 500 ml,黄明胶 200 g。

二诊(2015 年 11 月)

肝火旺盛,瘀阻胞脉聚以成瘕(巧克力囊肿),每次经转腰酸腹痛,经后咽痛痤疮,经服膏后,症状减轻,慢病只能缓治,治宗原意,攻补兼施。

[处方]西洋参 100 g,潞党参 150 g,绵黄芪 120 g,紫丹参 120 g,南沙参 60 g,北沙参 60 g,京玄参 90 g,京赤芍 120 g,大生地 150 g,牡丹皮 120 g,徐长卿 120 g,陈皮 60 g,鱼腥草 120 g,紫花地丁 120 g,夏枯草 120 g,柴胡 60 g,延胡索 60 g,枸杞子 120 g,桑寄生 120 g,带叶桑枝 120 g,铁刺苓 150 g,石见穿 120 g,皂角刺 120 g,刘寄奴 120 g,莪术 90 g,白术 90 g,川楝子 120 g,王不留行 150 g,山楂肉 90 g,金银花 120 g,青皮 60 g。

另加：陈阿胶 150 g,鳖甲胶 150 g,小红枣 150 g,核桃肉 150 g,莲肉 150 g,冰糖 250 g,白僵蚕 250 g,黄酒 500 g,黄明胶 200 g,桂圆肉 120 g。

三诊(2016 年 11 月)

素体肝旺瘀血,胞脉聚以成瘕,连年服膏后,攻补并施,巧囊未见增大,诸恙减轻,但仍感神疲乏力,面部痤疮频发,脉细软,舌暗尖红。仍予清热养阴,疏肝理气化瘀。

[处方]西洋参 150 g,潞党参 150 g,绵黄芪 150 g,紫丹参 120 g,南沙参 60 g,北沙参 60 g,京玄参 90 g,京赤芍 120 g,大生地 150 g,牡丹皮 150 g,制黄精 120 g,陈皮 60 g,鱼腥草 120 g,紫花地丁 120 g,夏枯草 120 g,柴胡 60 g,延胡索 60 g,枸杞子 120 g,桑寄生 120 g,带叶桑枝 120 g,铁刺苓 150 g,石见穿 150 g,皂角刺 120 g,刘寄奴 120 g,莪术 90 g,白术 90 g,川楝子 120 g,王不留行 150 g,山楂肉 90 g,金银花 120 g,青皮 60 g。

另加：陈阿胶 150 g,鳖甲胶 150 g,小红枣 150 g,核桃肉 150 g,莲肉 150 g,冰糖 250 g,饴糖 250 g,黄酒 500 g,黄明胶 200 g。

四诊(2017 年 11 月 29 日)

素体肝旺瘀血,胞脉聚以成瘕,连年服膏后,诸恙减轻,但仍感神疲乏力,面部痤疮频发,脉细弦尺弱,舌暗尖红苔白。仍予清热养阴,疏肝理气化瘀。

[处方]西洋参 100 g,潞党参 150 g,绵黄芪 150 g,紫丹参 150 g,南沙参 60 g,北沙参 60 g,京玄参 90 g,京赤芍 120 g,大生地 150 g,牡丹皮 150 g,菟丝子 120 g,制黄精 120 g,鱼腥草 120 g,紫花地丁 120 g,夏枯草 120 g,柴胡 60 g,延胡索 60 g,枸杞子 120 g,桑寄生 120 g,带叶桑枝 120 g,铁刺苓 150 g,覆盆子 120 g,石见穿 150 g,皂角刺 120 g,莪术 90 g,白术 90 g,川楝子 120 g,王不留行 150 g,山楂肉 90 g,金银花 120 g,青皮 60 g,陈皮 60 g,怀山药 120 g,冬虫夏草 30 g。

另加:东阿阿胶 100 g,鳖甲胶 150 g,小红枣 150 g,核桃肉 150 g,莲肉 150 g,冰糖 250 g,饴糖 250 g,黄酒 500 ml,黄明胶 250 g。

[服法]每日早晚各 1 汤匙,开水冲服。1 周后可增至 1 匙半。

[忌宜]服膏时忌食生萝卜、浓茶、咖啡,如遇感冒发热,大便溏薄或胃口不佳时,暂停数日,待病愈后再进服。

另嘱服用膏方前中药煎药健脾胃以助膏方吸收。

脉细弦,左弦细缓尺弱,右细弦,舌暗尖红边有齿印苔白。末次月经:11 月 12 日,行经 7 日,量中。证属肾水匮乏,心肝火旺。治拟健脾益肾,化瘀和胃。

[处方]党参 12 g,白术 9 g,茯苓 12 g,生甘草 6 g,陈皮 6 g,砂仁 3 g,枸杞子 12 g,女贞子 12 g,覆盆子 12 g,夏枯草 15 g,菝葜 15 g。

12 剂。

【按】此患者于朱南孙处随访多年,每至冬季即服膏方调治。盖世人多以为膏滋药仅有"补"之一效,殊不知膏方于治疗疾病也多有助益,此患者发现双侧卵巢囊肿多年,证属瘀阻胞脉冲任气滞,肝火旺盛,每次月经来潮量少不畅,方中除补肾益气之品外另予鱼腥草、紫花地丁草、夏枯草、柴胡等平肝之品,另予铁刺苓、皂角刺等平消瘕散结,疗效颇验,随访多年卵巢囊肿无明显增大。

第四章
经典医案医话

第一节 医　案

一、月经病

（一）月经过少案

案1

叶某，女性，27 岁，已婚。

初诊（2012 年 7 月 20 日）

［主诉］月经量少 5 年。

［现病史］患者平素月经尚规则，月经史：初潮 14 岁，经期 7 日，周期 25～
35 日，量少，色红，无血块，偶有经行腹痛，伴经前乳胀。末次月经：7 月 7 日。
前次月经：6 月 1 日，量色同前。生育史：0 - 0 - 2 - 0（2 次人流，某次妊娠 2007
年人流）。患者 2007 年人流后，经量较前减少，未行特殊治疗。2012 年 6 月 1 日
（月经周期第二日），于我院查黄体生成素 4.68 mIU/ml，卵泡刺激素 10.16 mIU/ml，
雌二醇 52.00 pg/ml，催乳素 0.64 ng/ml，孕酮 0.7 ng/ml，睾酮 0.65 ng/ml。刻
诊：末次月经：7 月 7 日，行经 7 日，量少，色暗红，腰酸，乏力，纳可，偶有便溏，
夜寐欠安，多梦。舌红，苔薄白，脉细。

否认高血压、糖尿病、心脏病等慢性病史，否认结核、肝炎等传染病病史。

［辨证］脾肾不足。

［治则］健脾益肾，调理冲任。

［处方］党参 20 g，丹参 20 g，当归 20 g，生黄芪 20 g，熟地 12 g，巴戟天 15 g，

淫羊藿 15 g,菟丝子 12 g,覆盆子 12 g,枸杞子 12 g,桑椹 12 g,首乌藤 20 g,山药 12 g,山茱萸 12 g,柏子仁 12 g,茯神 15 g。

12 剂。

二诊(2012 年 8 月 3 日)

药后多梦较前好转,便溏加重,余无不适,舌脉详前,治宗原法。

[处方]党参 20 g,丹参 20 g,当归 20 g,生黄芪 20 g,熟地 12 g,巴戟天 15 g,淫羊藿 15 g,菟丝子 12 g,覆盆子 12 g,枸杞子 12 g,桑椹 12 g,山药 12 g,山茱萸 12 g,茯神 15 g。

12 剂。

三诊(2012 年 8 月 20 日)

末次月经 8 月 6 日,行经 7 日,量较前有所增多,色红,无不适,纳可,偶有便溏,寐尚安,舌红,苔薄白,脉细。仍属脾肾不足,治宜益肾健脾。

[处方]党参 20 g,丹参 20 g,当归 20 g,生黄芪 20 g,熟地 12 g,巴戟天 15 g,淫羊藿 15 g,菟丝子 12 g,覆盆子 12 g,枸杞子 12 g,桑椹 12 g,山药 12 g,山茱萸 12 g,茯神 15 g。

12 剂。

四诊(2012 年 9 月 7 日)

末次月经 9 月 7 日,量畅,色红,无不适。纳可,便调,寐安,舌红,苔薄白,脉细。时值经期,宜活血调冲,填精益肾。

[处方]党参 20 g,丹参 20 g,当归 20 g,生黄芪 20 g,熟地 12 g,巴戟天 15 g,淫羊藿 15 g,菟丝子 12 g,覆盆子 12 g,石楠叶 9 g,石菖蒲 12 g,蛇床子 9 g,白术、白芍各 9 g,三棱、莪术各 15 g,鹿角 12 g,肉苁蓉 12 g,紫石英 20 g。

12 剂。

五诊(2012 年 9 月 24 日)

末次月经 9 月 7 日,行经 7 日,量中色红,无不适,纳可,便调,寐安,舌红,苔薄白,脉细。仍属脾肾不足,时值排卵期。治宜益肾填精促孕。

[处方]党参 20 g,丹参 20 g,当归 20 g,生黄芪 20 g,熟地 12 g,巴戟天 15 g,淫羊藿 15 g,菟丝子 12 g,覆盆子 12 g,川续断 12 g,桑寄生 12 g,白术、白芍各 9 g,鹿角 12 g,肉苁蓉 12 g。

12 剂。

六诊(2012 年 10 月 12 日)

末次月经 9 月 7 日,基础体温升高 10 余日,查尿绒毛膜促性腺激素(＋)。嘱注意休息,保胎治疗。暂不予处方。

【按】患者素体虚弱,先天禀赋不足,经水施化乏源,复因人流后损伤冲任,故经来量少;平素易便溏,可见脾胃功能易弱。方中党参与黄芪均以补气见长,黄芪更有"补气之长"的美称,二者配伍,使补气之效更显,且性甘,力较平和,不腻不燥,气能生血,气旺则血盛,气虚则血虚,故常于血虚的治疗中配伍补气药,即是气能生血理论的临床应用;当归甘补辛行,温通质润,具有良好的补血、活血、止痛作用,其味甘而重,故专能补血,其气轻而辛,故又能行血,补中有动,行中有补,诚血中之气药,亦血中之圣药,丹参为活血化瘀之要药,与当归配伍,养血活血,补中有通,通补结合,治血虚经闭、经少者必用;熟地味甘厚,性微温,功擅补血滋阴,益精填髓,为滋补肝肾阴血之要药;淫羊藿与巴戟天均能补肾阳、益精血、强筋骨、祛风湿,二者常相须为用,以增强补肝肾、强筋骨之效;菟丝子既能补肾阳又能益阴精,不燥不滞,为平补肝脾肾三精之良药,覆盆子为能补能涩之品,既能固精缩尿,又能补肾助阳、滋养肝肾,二药常配伍使用,治疗阴血不足之证;枸杞子甘平质润,为滋补肝肾、养血补精、明目之良药,桑椹甘寒质润,既能滋阴补血,又能生津止渴、润肠通便,二药配伍,为平补肝肾之佳品;山药配伍山茱萸健脾益气,益肾涩精,甘温酸敛,常于脾肾两虚之证;患者夜寐梦扰,故佐以首乌藤、柏子仁、茯神宁心安神、去烦除梦。二、三诊即多梦已除,柏子仁有滑肠之忧,故去首乌藤、柏子仁。四诊时时值经期,予石楠叶、石菖蒲益肾通络,白术、白芍健脾柔肝,三棱、莪术活血通经,蛇床子、鹿角、肉苁蓉填精壮阳,紫石英暖宫降逆。五诊时时值月经中期,加川续断、桑寄生,配合鹿角、肉苁蓉益肾填精促孕。六诊时即见成效。

案 2

王某,女,25 岁,未婚。

初诊(2006 年 2 月 11 日)

[现病史]患者既往月经规则,2003 年因节食减肥出现经水失调,每转量少,近 1 年尤甚,点滴即净,且引起面部痤疮频发,面色晦暗,皮肤科治疗无改善。末次月经 2 月 7 日,已净。否认性生活史。现已恢复正常饮食 1 年,月经量未有好转。脉细软,舌淡红,胖有齿印,苔薄腻。

[辨证] 脾虚血少,虚火旺盛。

[治则] 健脾养血清热。

[处方] 当归 15 g,白术 9 g,白芍 9 g,生地 9 g,熟地 9 g,陈皮 6 g,赤小豆 15 g,绿豆 15 g,黑豆 15 g,生甘草 6 g,金银花 12 g,生薏苡仁 15 g,泽泻 12 g。

12 剂。

二诊(2006 年 4 月 1 日)

末次月经 3 月 7 日,量较前增多,经前面部痤疮减少,脉舌详前。证属阴血不足,冲任血虚,治拟养血调经。

[处方] 当归 20 g,丹参 20 g,生地 9 g,熟地 9 g,赤芍 15 g,川芎 6 g,赤小豆 15 g,绿豆 15 g,黑豆 15 g,莪术 9 g,白术 9 g,制香附 12 g,川楝子 12 g,川续断 12 g,川牛膝 12 g。

12 剂。

【按】《景岳全书》有云:"经血为水谷之精气……妇人则上为乳汁,下归血海而为经脉……然气血之化由于水谷,水谷盛则血气亦盛,水谷衰则血气亦衰。"患者因过分节食,脾失健运,气血失养,生化乏源,血海空虚,无血可下,故见经行量少、面色不荣。且患者病程日久,久病阴血亏虚,虚火旺盛,则面部痤疮频发。治当清热健脾,养血调经。初诊拟当归、熟地滋养阴血,白术、白芍健脾益气,生甘草、金银花、生地清热,陈皮理气健脾。《素问·刺热篇》"肾热病者,颐先赤"。肾热者,可见经前风疹块、经前痤疮,或属于雄激素过多的多囊卵巢综合征患者,颐赤、痤疮、红疹多在此部位。治宜清下焦热,泻肾中之火。朱南孙发挥"扁鹊三豆饮"治疗功效,将赤小豆、绿豆、黑豆作为调经兼能治疗面部痤疮常用药组,临床用之十分有效。二诊值经前,加用丹参养血活血通经,莪术合白术,消补相伍,为朱南孙治疗脾虚经闭的常用药对,制香附、川楝子梳理冲任,川牛膝行血利水通经,诸药合用使血海充盛而经水自行。

(二)痛经案

案 1

周某,女,28 岁,已婚。

初诊(2012 年 7 月 11 日)

[主诉] 痛经 14 年。

[现病史]患者既往月经规则,初潮 14 岁,经期 5～7 日,周期 26 日,量中,色红,痛经(＋),血块(＋),腹胀刺痛,服止痛药缓解。末次月经:6 月 21 日。生育史:1－0－0－1(2009 年剖宫产)。患者每逢经行两侧腹痛,下腹痛,腰酸,肛门坠胀感,右下肢清冷伴疼痛,情绪不佳。平素遇情绪波动时,阴道少量深褐色分泌物,持续近月至月经来潮。2012 年 6 月 21 日糖类抗原 CA125 433.3 U/ml;2012年 7 月 4 日超声:子宫中后位 87 mm×71 mm×81 mm,内膜厚度 11.5 mm,左卵巢区回声 57 mm×49 mm×41 mm,提示子宫腺肌病可能。糖类抗原 CA125 228.6 U/ml。刻下:夜寐差,纳可,大便日行 1～2 次,伴腹痛(便后缓解),小便可。脉细弦迟,舌暗红苔薄腻少津。

[辨证]证属宿瘀留滞胞宫,冲任气滞。

[治则]活血化瘀,疏利冲任。

[处方]丹参 30 g,牡丹皮 15 g,蒲公英 20 g,刘寄奴 15 g,皂角刺 15 g,赤芍15 g,血竭 9 g,柴胡、延胡索各 6 g,王不留行 12 g,川楝子 12 g,青皮 6 g,炙乳香、炙没药各 3 g。

14 剂。

二诊(2012 年 10 月 31 日)

末次月经:10 月 18 日,来人代述,服药 3 个月,本次月经周期痛经加重,血块多,色暗,时有肛门坠痛,腰酸,右下肢痛,劳累尤甚,舌脉不详。仍属瘀阻胞中、胞脉,冲任气滞。治拟清热化瘀,疏利冲任。

[处方]丹参 30 g,牡丹皮 15 g,蒲公英 30 g,紫花地丁 15 g,刘寄奴 15 g,皂角刺 15 g,铁刺苓 20 g,半枝莲 20 g,血竭粉 3 g,柴胡、延胡索各 6 g,炙乳香、炙没药各 3 g,青皮、陈皮各 6 g。

14 剂。

三诊(2013 年 4 月 24 日)

子宫肌腺病,痛经。末次月经:3 月 11 日,家属代诊,述服药后症减,量多 2日,痛经较前好转,血块较前减少,膜样血块,肛门坠痛。3 月 18 日外院超声:子宫 73 mm×59 mm×59 mm,左卵巢内膜囊肿 50 mm×40 mm,较前缩小,舌脉不详。证属瘀阻瘀结,冲任气滞。治拟活血化瘀,利气通滞。

[处方]生蒲黄 20 g,五灵脂 15 g,血竭粉 3 g,柴胡、延胡索各 6 g,川楝子12 g,刘寄奴 15 g,皂角刺 15 g,炙乳香、炙没药各 3 g,青皮 6 g,人参、三七

各 2 g。

14 剂。

【按】子宫腺肌病是子宫内膜腺体和间质侵入子宫肌层形成弥漫或局限性的病变,主要表现为经期延长、经量增多,部分出现月经前后点滴出血、继发性进行性加重的痛经;一部分患者无明显症状。本例患者痛经 10 余年,每逢经行则两侧腹痛,疼痛放射至右下肢伴肢体清冷、腰酸、肛门有坠胀感,行经情绪不佳。平素遇情绪波动时,阴道有少量褐色分泌物,持续至月经来潮。糖类抗原 CA125 增高明显,超声子宫中后位,大小 87 mm×71 mm×81 mm,提示子宫腺肌病可能。子宫腺肌病属中医学"痛经"范畴,之所以随月经周期变化而作,与女性经期独有的冲任、气血之变化相关。患者经行腹痛,右下肢放射痛,腰酸,肛门坠胀感,情绪欠佳。就诊时舌暗红脉弦,寐差,平素遇情绪波动时,阴道有少量褐色分泌物。气滞与血瘀并见,初诊正值经前。治拟活血化瘀,疏利冲任。方用牡丹皮、赤芍、血竭活血止痛;川楝子、青皮、炙乳香、炙没药、柴胡、延胡索理气疏肝止痛。

丹参与赤芍连用,二者养阴清热又可扶正;蒲公英、刘寄奴、王不留行、皂角刺散瘀消肿。二诊诉药后症减 2 个月,本次行经疼痛加重,方加用紫花地丁、半枝莲、菝葜加强散瘀止痛之效。复诊诉痛减明显,经行排出膜样物。超声示子宫 73 mm×59 mm×59 mm,左卵巢囊肿较前减小。

案 2

严某,女,26 岁,未婚。

初诊(2012 年 4 月 25 日)

[主诉] 经行腹痛 7 年余,加重 1 年。

[现病史] 患者既往月经规则,初潮 11 岁,经期 5～6 日,周期 30 日,近 1 年经来量少,经来痛剧,伴恶心呕吐。末次月经:4 月 6 日,行经 5 日,经来有块,经色暗,查 B 超(-),糖类抗原 CA125 未见异常。适逢经前,余无不适。脉弦细迟,舌淡边尖偏红,苔薄黄腻。

[辨证] 肝旺瘀阻气滞。

[治则] 疏肝和胃,通利冲任。

[处方] 当归 15 g,丹参 30 g,赤芍 15 g,柴胡 6 g,延胡索 6 g,郁金 6 g,青皮 6 g,陈皮 6 g,制香附 12 g,川楝子 12 g,三棱 12 g,莪术 12 g,乳香 3 g,没药 3 g。

14 剂。

二诊(2012 年 5 月 12 日)

上药服后痛症略减,周期已过,无不适,量偏少有血块排出,脉弦细迟,舌质暗淡边尖红,苔薄黄腻,治法同前。

[处方]生蒲黄 15 g,赤芍 15 g,当归 15 g,丹参 20 g,柴胡 6 g,延胡索 6 g,川楝子 12 g,青皮 6 g,陈皮 6 g,生山楂 12 g,乳香 3 g,没药 3 g,郁金 9 g,莪术 15 g,三棱 15 g。

7 剂。

三诊(2012 年 5 月 23 日)

末次月经 5 月 8 日,腹痛大减,经后无不适,脉舌详前,治宗前法。

原方 7 剂。

【按】中医认为痛经大多与瘀阻胞脉有关,主要由于气血运行不畅所致。患者平素性情郁闷,肝气郁结,气滞血瘀,经血运行不畅,"不通则痛",发为痛经。叶天士在《临证指南医案》中云:"女子以肝为先天。"痛经的病位在冲任,肝藏血,主疏泄,调节冲任两脉气血,影响血海的满盈。肝失调达,冲任气血瘀滞,经血不利,不通则痛。朱南孙辨证为肝郁血瘀型痛经,治疗以疏肝祛瘀、通利冲任为法。方中当归、丹参补血活血调经;牡丹皮凉血散瘀,使瘀滞散而气血流畅;川楝子、郁金、青皮、陈皮、柴胡疏肝理气,调经止痛且有泻热之效;延胡索,尤善止痛;乳香、没药气血并治,活血散瘀,消肿止痛;莪术、三棱破气行血,消积止痛;祛瘀与理气并用,气行血亦行。

案 3

张某,女,32 岁,已婚。

初诊(2010 年 9 月 29 日)

[主诉]痛经进行性加重 10 年。

[现病史]患者既往月经规则,初潮 12 岁,经期 7 日,周期 30 日,痛经(+),量中,夹血块。生育史:0-0-1-0(2007 年药物流产)。末次月经:9 月 5 日,行经 7 日,2000 年起痛经加重,时有排卵期出血,色淡红,经前乳胀,B 超正常,周期将至,尚无乳胀预感。脉细缓,舌暗苔黄腻少津。

[辨证]邪侵冲任已久,肝肾阴虚,冲任气虚。

［治则］清热利湿。

［处方］蒲公英 30 g,红藤 30 g,丹参 30 g,牡丹皮 15 g,赤芍 15 g,生地 15 g,生薏苡仁 12 g,白术 9 g,白芍 9 g,茯苓 12 g,川续断 12 g,桑枝 12 g,桑寄生 12 g,狗脊 12 g。

12 剂。

二诊(2010 年 10 月 13 日)

末次月经 10 月 5 日,量偏多,夹血块,腹痛未作,经后神疲乏力,夜寐尚安,脉细缓,舌淡暗,苔薄少津。治拟清养肝肾。

［处方］丹参 15 g,牡丹皮 15 g,生地 15 g,白术 9 g,白芍 9 g,青皮 6 g,陈皮 6 g,生薏苡仁 15 g,茯苓 12 g,怀山药 12 g,山茱萸 12 g,菟丝子 12 g,狗脊 12 g,覆盆子 12 g。

12 剂。

三诊(2010 年 11 月 3 日)

经期将至,无行经预感,偶感腹胀隐隐,脉弦细数,舌淡暗苔薄腻,基础体温双相不变型,治宗原法。

［处方］蒲公英 15 g,红藤 15 g,丹参 15 g,牡丹皮 15 g,地丁草 15 g,川楝子 12 g,制香附 12 g,白术 9 g,芍药 9 g,青皮 6 g,陈皮 6 g,川续断 12 g,川牛膝 12 g。

12 剂。

【按】此例患者为肝肾阴虚,胞脉冲任失养致使经行腹痛。中医理论讲,肝藏血,肾藏精,精血互生,乙癸同源,肝肾为冲任之本,精血充盈,经水畅行。若肝肾阴亏,一方面水不涵木,木失调达,疏泄失司,导致气机不畅,不通则痛;另一方面精亏血少,胞脉失养,故不荣则痛。故治以清养肝肾为纲。一诊中蒲公英清热解毒,红花、丹参、活血化瘀,牡丹皮、赤芍清热凉血;薏苡仁、白术、茯苓健脾利湿;桑寄生、狗脊补肝肾,川续断、桑枝活血通络;二诊中加怀山药、山茱萸、覆盆子、菟丝子增强补肝肾之力。三诊中患者腹部经行胀痛隐隐,加川牛膝以活血通经,疏利降泄。后继宗前法治疗,尽除痛经之源。

案 4

张某,女,27 岁,未婚。

初诊(2008 年 11 月 19 日)

[主诉]经行腹痛 12 年。

[现病史]患者平素月经周期正常。月经史:初潮 15 岁,经期 5 日,周期 28 日,量中,自月经初潮始即有痛经,经行第二日痛甚,如此持续至今,婚后略减,兼有经前乳胀,经行夹紫暗色血块等症。生育史:0-0-0-0。否认高血压、糖尿病、心脏病等慢性病史,否认结核、肝炎等传染病病史。刻诊:面色萎黄。末次月经:11 月 7 日,行经 5 日,量中,痛经,夹紫暗色血块。二便调,胃纳可,夜寐安。舌质暗,苔薄腻少津,脉细软。

[辨证]冲任不足,肝气阻滞。

[治则]疏肝养血,利气通滞。

[处方]当归 20 g,熟地 15 g,川芎 6 g,赤芍 15 g,柴胡 6 g,川楝子 12 g,制香附 12 g,青皮 5 g,广郁金 9 g,小茴香 6 g,八月札 12 g。

14 剂。

二诊(2008 年 12 月 18 日)

末次月经:12 月 10 日,量中,经尚畅,腹痛显减,经后无不适。但感畏寒,神疲。舌质暗,苔薄腻,脉细。证属:肾气虚寒,冲任不足。治拟:补肾益气,调补冲任。

[处方]党参 20 g,黄芪 20 g,当归 15 g,熟地 12 g,白术、白芍各 9 g,川芎 6 g,菟丝子 12 g,覆盆子 12 g,制香附 12 g,川楝子 12 g,巴戟天 15 g,淫羊藿 15 g。

14 剂。

【按】妇女正值经期或者经行前后出现周期性小腹疼痛,甚至剧痛昏厥者,即为痛经。《景岳全书》曰:"经行腹痛,证有虚实。实者或因寒滞,或因血滞,或因气滞,或因热滞;虚者有因血虚,有因气虚。然实痛者,多痛于未行之前,经通而痛自减,虚痛者,多痛于既行之后,血去而痛未至,或血去痛益甚。"本例患者虽见紫暗色血块,为实证之象,且有经前乳胀,揣为肝郁气滞,但经行腹痛日久,早已损及冲任脾肾,症见面色萎黄,其脉细软。经行将至,故予以疏肝养血,利气通滞。方用柴胡疏肝散(柴胡、赤芍、川芎、青皮、香附),再增广郁金、八月札、小茴香、川楝子疏肝利气,川芎、当归、熟地、白芍养血调经,如此标本兼治,至月经来潮,腹痛大减,经后补益为主,再调冲任,方用参芪四物汤养血,以菟丝子、覆盆子、巴戟天、淫羊藿补肾,香附、川楝子理气,气行则血行,气生则血生,如此调补,续予原法原方,方是固本之道。

（三）经间期出血案

案

宋某,女,23岁,未婚。

初诊（2007 年 6 月 27 日）

［主诉］期中少量出血 11 年。

［现病史］患者既往月经规则。月经史:初潮 14 岁,经期 6 日,周期 25 日,量中,无痛经。否认性生活史。患者自初潮起即有期中少量出血之症,色暗褐,持续约 1 周。末次月经 6 月 9 日,自本月 23 日起即现少量瘀下,至今未净,伴头晕,夜寐欠安,余无不适。脉弦细数,舌淡暗,苔薄腻。

［辨证］肾气不足,心火旺盛。

［治则］平肝清心,益肾调冲。

［处方］生地 15 g,淡黄芩 6 g,莲子心 6 g,首乌藤 15 g,白芍 12 g,女贞子 12 g,墨旱莲 12 g,苎麻根 12 g,太子参 20 g,茯苓 12 g,茯神 12 g,合欢皮 12 g。

12 剂。

依上方调治 1 月余。

二诊（2007 年 8 月 1 日）

诉本次月中少量出血仅 1 日即止,经期将近,防经量过多,治宗原法。

［处方］生地 15 g,淡黄芩 6 g,白芍 12 g,莲子心 6 g,枇杷叶 9 g,女贞子 12 g,墨旱莲 12 g,苎麻根 20 g,钩藤 12 g,太子参 20 g,玄参 9 g,桑寄生 12 g。

12 剂。

三诊（2007 年 8 月 15 日）

末次月经:8 月 2 日,量中,5 日净,8 月 12 日少量出血 1 日,略感头晕,脉弦细,舌暗,苔薄黄腻。仍属肾气不足,心肝火旺,冲任失职。治拟平肝清心,益肾固冲。

［处方］生地 15 g,白术 9 g,白芍 9 g,女贞子 12 g,枸杞子 12 g,菟丝子 12 g,墨旱莲 12 g,潼蒺藜 9 g,白蒺藜 9 g,桑寄生 12 g,桑螵蛸 12 g,海螵蛸 12 g,太子参 20 g,茯苓 12 g,茯神 12 g。

12 剂。

服药后观察数月,再无期中出血。

【按】张景岳《类经·脉色类》谓:"阴虚者,沉取不足,阳搏者,浮取有余。阳实阴虚,故为内崩失血之证。"患者期中出血,伴头晕、夜寐欠安,阳长不协调,治以滋阴调肝,益肾调冲,降心火以畅胞脉,以静制其过动。方拟女贞子、墨旱莲、生地、白芍滋阴养肝,黄芩清热平肝,苎麻根凉血止血,莲子心镇静养心,首乌藤、合欢皮、茯神助眠安神。但静中需存动,动力乏源,升则不足,故后诊加予钩藤、菟丝子,以达降而后生之效,白蒺藜、沙苑子清肝解郁。

（四）崩漏案

案 1

于某,女,22 岁,未婚。

初诊（2007 年 7 月 29 日）

[主诉]阴道不规则出血 1 年余。

[现病史]患者既往月经尚规则。月经史:初潮 13 岁,经期 6 日,周期 28 日,经讯始调。15 岁时临经游泳,经淋半月方净,此后每转量少淋漓。21 岁参加工作,看守仓库,阴暗不见阳光,下半身发冷,经水绵绵不净。患者经漏年余,日日不断,小腹隐痛,先后进服健脾益肾,补气固摄,清热凉血,养阴摄冲等方未瘥。淋漓日久,气血两虚,渐现口干,夜寐不安,瘀下色黑如胶液。脉微细,舌红,苔黄腻、少津液。

[辨证]寒湿凝滞。

[治则]活血化瘀。

[处方]紫丹参 12 g,粉丹皮 9 g,赤芍药 12 g,刘寄奴 12 g,焦楂炭 12 g,生蒲黄 12 g(包),炒五灵脂 12 g(包),益母草 12 g,仙鹤草 15 g,炮姜炭 6 g。

7 剂。

5 剂后经量增多,瘀块骤下,漏下即止。继以调补冲任,以复其常。

【按】患者发病时正值发育初期,肾气初盛,机体发育尚未成熟,易受外界各种刺激因素的影响,伤及肾气,导致冲任失调。本症系初潮时寒邪侵体,过早服用止血收涩之药,导致寒邪凝滞不去,下焦虚寒,经血凝结不畅,久则成瘀。《血证论》云:"瘀血不去,新血不生。"故初诊拟活血化瘀,以动攻动,冀瘀去血止。全方以生蒲黄、五灵脂为君，两药配伍乃古之名方失笑散，能治一切血滞腹痛，尤宜用于瘀血内阻致经水淋漓之崩漏，五灵脂炒用，更增收敛止血之效。参合舌脉，有瘀久伤阴、虚火内生之象，故以丹参、丹皮养血活血，凉血止血。佐以赤芍、刘寄奴活血化瘀、祛瘀止痛。焦楂炭、炮姜炭一寒一热，涩而不滞。益母草、仙鹤草活血止血，通涩相伍，动静结合，因患者经血淋漓年余未净，故收涩之药量略增。守法守方，药投 5 剂后瘀下量增，漏下辄止。血止后予调补气血，温养胞宫，以善其后而固本。

案 2

刘某，女，24 岁，未婚。

初诊（2007 年 5 月 5 日）

[主诉] 自初潮后反复阴道不规则出血。

[现病史] 初潮 15 岁，自初潮后 2 年未行经，18 岁又转，量多如崩，崩漏交替，甚则数月不停，无腹痛，但感神疲肢软乏力，嗜睡，寐不宁神，纳可，易便溏，现经淋数月，服黄体酮行人工周期治疗方结束。脉弦数，舌暗偏红，苔薄黄腻。

[辨证] 脾肾不足，心肝火旺。

[治则] 健脾益肾，平肝清热。

[处方] 地榆 12 g，椿根皮 12 g，川黄连 3 g，白头翁 12 g，茜草 15 g，海螵蛸 15 g，女贞子 12 g，墨旱莲 12 g，怀山药 12 g，茯苓 12 g，茯神 12 g，首乌藤 15 g，太子参 20 g。

12 剂。

二诊（2007 年 5 月 16 日）

经淋停止 10 日，神疲，肢软，胸闷，心慌，胃纳欠佳，夜寐欠安，脉弦细浮数，舌暗红，苔薄黄腻。心肝火旺，肾气不足。治宗原法，平肝清心，益肾固冲。

[处方] 川黄连 3 g，莲子心 6 g，首乌藤 20 g，合欢皮 12 g，柏子仁 12 g，椿根皮 12 g，女贞子 12 g，墨旱莲 12 g，仙鹤草 20 g，桑螵蛸 12 g，桑寄生 12 g，海螵蛸 12 g，太子参 20 g。

12 剂。

三诊（2007 年 5 月 26 日）

月经淋漓日久，方净 26 日，经水未转，无不适，脉右弦浮数，左细软，舌红，苔薄腻少津。仍属肾气不足,心肝火旺,迫血妄行,肾气耗损。治拟平肝清心,调理冲任。

[处方]川黄连3g,莲子心6g,制何首乌15g,茯苓12g,茯神12g,合欢皮12g,女贞子12g,墨旱莲12g,白术9g,白芍9g,桑寄生12g,菟丝子12g,桑螵蛸12g,海螵蛸12g,太子参20g。

12剂。

四诊(2007年6月9日)

末次月经:6月2日,6日净,经后神疲,纳呆,夜寐欠安,胸闷,心慌,脉细,舌偏红,苔薄黄腻少津。肾虚脾弱,阴血不足。治拟健脾养血,补肾固冲。

[处方]陈皮6g,砂仁3g,白术9g,白芍9g,茯苓12g,茯神12g,淮小麦30g,炙甘草6g,怀山药12g,墨旱莲15g,仙鹤草18g,桑寄生12g,菟丝子12g,海螵蛸15g。

12剂。

五诊(2007年7月28日)

末次月经:7月23日,量中,未净,便溏已瘥,防经淋,脉细,舌偏红,苔薄黄腻。仍属脾肾不足,心火旺盛。治拟平肝清心,统摄冲任。

[处方]生地15g,淡黄芩6g,白芍12g,女贞子12g,墨旱莲12g,怀山药12g,椿根皮12g,地榆12g,菟丝子12g,桑寄生12g,桑螵蛸12g,海螵蛸12g。

12剂。

六诊(2007年9月15日)

末次月经9月12日,量中,未净,再前次月经7月23日,行经8日,无不适,脉弦细,舌偏红,苔薄黄腻。证属脾肾气虚,防绵延。治拟健脾益肾,统摄冲任。

[处方]焦潞党15g,怀山药12g,菟丝子12g,覆盆子12g,补骨脂12g,地榆12g,椿根皮12g,玉米须30g,桑寄生12g,桑螵蛸12g,海螵蛸12g。

12剂。

嘱上药服后,停药2个月观察。

七诊(2007年12月8日)

来诊诉月经周期和经期正常,大便隔日1次,无其他不适,末次月经11月5日,6日净,脉弦细,舌红,苔薄黄腻。证属肝肾不足,气阴两虚。治拟益气养阴,调补冲任。

[处方] 党参 15 g，白术 9 g，白芍 9 g，茯苓 12 g，炙甘草 6 g，菟丝子 12 g，女贞子 12 g，巴戟天 12 g，肉苁蓉 12 g，黄精 12 g，山茱萸 12 g，桑寄生 12 g，桑螵蛸 12 g。

12 剂。

【按】《类经·藏象类》："气化为水，因名天癸……其在人身，是谓元阴，亦曰元气。"肾藏精，主生殖，为先天之本，化生天癸之源。患者初潮起病，崩漏交替，迁延 10 年未愈，乃肾气不足之故，又见乏力肢软，大便溏薄，为脾气虚弱所致，故本病之本为脾肾不足。症见寐不宁神，舌质暗偏红，苔薄黄腻，脉弦数，皆为久耗阴血、心肝火旺之象。故初诊按症以平肝清热为主，健脾益肾为辅。方以茜草、海螵蛸配伍，为妇科首方"四乌贼骨一蘆茹丸"。乌贼骨，即海螵蛸。《大明本草》："疗血崩。"《本草纲目》："主女子血枯病，伤肝唾血，下血。"茜草，《名医别录》记载："止血，内崩下血。"《本草纲目》："通经脉，治骨节风痛，活血行血。"二药相配，既能行血通经，又能止血固经，收敛而不留瘀。地榆、椿根皮清热凉血，收敛止血；患者阴虚火旺之象明显，加入二至丸补益肝肾之阴。太子参、山药、茯苓益气养阴健脾，培护后天之本，以滋气血生化之源。患者脾虚便溏，以黄连、白头翁二药配伍，清心火，实大便。二诊、三诊皆以此法效之。四诊时，患者如期经转，经水适时收敛，正值经后，治以健脾益气，补肾固冲，以充血源。如此三诊后患者经水周期、经期正常，二便皆调，遂停药观察。至冬令之际，再服药调理，诸症皆除，然气阴两虚仍在，故予培护其本，滋养肝肾，调补冲任。

案 3

徐某，女，18 岁，未婚。

初诊（2016 年 8 月 2 日）

[主诉] 月经淋漓不尽 10 余日。

[现病史] 患者平素月经周期提前。月经史：初潮 15 岁，周期 24～26 日，经期 7～10 日，量多，无痛经，夹血块，未婚，无性生活史。末次月经：7 月 15 日，初起量多如冲 10 日，夹血块，后经量较前稍减，但仍延绵至今未净，面热灼痛，纳可，寐一般，便调。舌苔黄腻，脉象细数。

[辨证] 肾气未充，冲任虚弱，阴血不足，肝阳横逆。

[治则] 益气固肾，养血调经。

［处方］黄芪9g,当归9g,生地、熟地各9g,白芍6g,续断9g,桑寄生12g,菟丝子9g,覆盆子12g,仙鹤草12g,青蒿9g,地骨皮12g,芡实6g,莲须6g。

12剂。

二诊(2016年8月5日)

昨日起经量减少,感腹胀腰酸,夜梦多,纳可,便调。舌苔黄腻,脉濡细。治拟固肾摄血。

［处方］茯神12g,黄芪9g,仙鹤草24g,生地12g,制何首乌12g,钩藤12g,珍珠母18g,海螵蛸12g,墨旱莲12g,太子参12g,三七粉3g。

12剂。

三诊(2016年8月10日)

患者8月6号出血已止,现神疲嗜睡,畏寒头眩,纳呆。舌苔薄白,脉濡细。治拟健脾益血。

［处方］黄芪9g,白术9g,党参9g,制何首乌12g,生地、熟地各9g,茯神12g,陈皮6g,砂仁6g,仙鹤草12g,芡实9g,莲须9g。

12剂。

四诊(2016年9月2日)

末次月经:8月31日,经行3日,量不多,无痛经,夹血块,感头晕神疲,胃纳不佳。舌苔薄腻,脉细数。证属脾虚血少。治拟健脾益血。

［处方］黄芪9g,生地、熟地各9g,枸杞子9g,麦冬6g,仙鹤草12g,白术6g,陈皮6g,茯苓、茯神各9g,制何首乌12g,合欢皮12g,枣仁9g,莲须9g,芡实9g。

14剂。

五诊(2016年9月25日)

经期将近,感头晕,夜寐欠安,烦热口干。舌苔薄腻,脉细数。肝旺血热,恐经来妄行。治拟平肝清营。

［处方］青蒿9g,麦冬6g,地骨皮12g,生地18g,制何首乌12g,珍珠母12g,朱茯神9g,首乌藤12g,钩藤12g(后下)。

14剂。

六诊(2016年10月3日)

经水适转,尚准。治宗前法。

【按】患者肝热亢盛，阳亢于上，症见面热口干，烦热，失眠，经行则血热妄行，量多如崩。而患者肾阴本不足，崩后阴血更虚，血虚则见头晕心悸，神疲嗜睡。故朱南孙治疗，根据其总结的"通、涩、清、养"四法，此患者以涩流、清肝、养血为主，按症情先予益气固肾，平肝清营，以塞其流；血止后调养脾胃，脾胃运化功能得健，则血液生化有源。初诊中予当归、生地、熟地、白芍养血调经，续断、桑寄生、菟丝子、覆盆子、黄芪益气补肾，钩藤、青蒿、地骨皮清肝热，仙鹤草、芡实、莲须收敛止血，二诊续以清肝固肾摄血，予钩藤、珍珠母、墨旱莲、太子参养阴清肝、仙鹤草、三七粉止血，黄芪、何首乌、海螵蛸补肾益气，三诊患者崩漏既止，阴血亏虚，故治当健脾益血，予以白术、茯神、陈皮、砂仁、黄芪、党参健脾益气，生地、熟地、制何首乌、芡实、莲须补益精血，四诊仍以健脾益血为主，五诊适值经前，证见肝热，故治以清肝为主，予生地、青蒿、麦冬、地骨皮、钩藤养阴清肝，防止血热妄行。根据以上用药数月，患者虚热平伏，体征改善，月经逐渐恢复正常。

案 4

陈某，女，32 岁，已婚。

初诊（2010 年 11 月 27 日）

［主诉］月经经期延长 5 个月。

［现病史］患者平素月经规则，月经史：初潮 14 日，经期 5～6 日，周期 30 日，量中，无痛经。末次月经：11 月 7 日，行经 13 日，前 6 日量畅，之后淋漓不尽，无痛经。生育史：2-0-2-2（2001 年、2007 年分别行剖宫产各 1 次，末次妊娠 2009 年人流）。5 个月前无明显诱因下开始出现经期延长，最长达 2 周，前 5～6 日量畅，之后淋漓不尽，无异味。近 2 个月周期为 25 日左右。10 月 15 日，性激素示：卵泡刺激素 7.9 mIU/ml，黄体生成素 3.14 mIU/ml，雌二醇 105 pg/ml，睾酮 0.01 ng/ml，催乳素 0.45 ng/ml，孕酮 0.23 ng/ml。B 超提示未见异常。刻诊：无阴道出血，无腹痛，略有四肢不温，腰酸时作，烦躁易怒，纳可，便调，夜寐差，易醒。舌质暗，两侧偏红，苔黄腻，脉弦细。

否认高血压、糖尿病、心脏病等慢性病史，否认结核、肝炎等传染病病史。

［辨证］心肝火旺，肾气虚弱，冲任失调。

［治则］平肝清心，益肾固冲。

［处方］生地 15 g，白芍 12 g，女贞子 12 g，墨旱莲 15 g，莲子心 6 g，合欢皮

12 g,广郁金 9 g,首乌藤 20 g,苎麻根 20 g,桑寄生 12 g,金樱子 12 g,桑螵蛸 15 g,海螵蛸 15 g。

12 剂。

二诊(2010 年 12 月 20 日)

末次月经:12 月 5 日,12 日方净,前几日量多,后有褐色分泌物持续至十几日,量中,无痛经,纳可,夜寐一般,无不适,舌质暗边尖红,脉弦细数。证属肝火旺盛,肾气虚弱,冲任固摄无力。治拟清肝益肾,固摄冲任。

[处方]生地 15 g,白芍 12 g,女贞子 12 g,墨旱莲 15 g,地榆 12 g,侧柏叶 12 g,椿根皮 12 g,桑寄生 12 g,菟丝子 12 g,桑螵蛸 12 g,海螵蛸 12 g,党参 12 g,丹参 12 g。

12 剂。

三诊(2011 年 1 月 15 日)

末次月经 1 月 3 日,至今未净,色淡,刻下量少,腰酸余无所苦,舌红苔白少津,脉细数。仍为肾气不足,冲任固摄无力,而致经期延长。治拟补肾益气固冲。

[处方]党参 12 g,沙参 12 g,黄芪 15 g,女贞子 12 g,菟丝子 12 g,金樱子 12 g,墨旱莲 15 g,仙鹤草 15 g,桑寄生 12 g,桑螵蛸 12 g,海螵蛸 12 g,覆盆子 12 g。

12 剂。

四诊(2011 年 3 月 26 日)

末次月经 3 月 3 日,行经 12 日,近 2 个月服药后,经期仍长,但周期尚准,经量较前明显减少,经期将近无不适,舌尖红,苔薄黄少泽,脉细缓。仍属肾气虚弱,冲任固摄乏力,治宗原法。

[处方]党参 12 g,沙参 12 g,黄芪 15 g,女贞子 12 g,菟丝子 12 g,金樱子 12 g,墨旱莲 15 g,仙鹤草 15 g,桑寄生 12 g,桑螵蛸 12 g,海螵蛸 12 g,覆盆子 12 g,地榆 12 g。

12 剂。

五诊(2011 年 4 月 9 日)

末次月经 3 月 3 日,行经 12 日,3 月 28 日开始阴道少量出血,昨日已止。2011 年 4 月 7 日外院 B 超提示宫内早孕,尿绒毛膜促性腺激素(+)。舌尖红,苔薄黄腻,脉细滑。治拟补肾益气,养血安胎。

[处方]党参 12 g,沙参 12 g,黄芪 15 g,女贞子 12 g,菟丝子 12 g,金樱子 12 g,桑椹 12 g,苎麻根 15 g,桑寄生 12 g,川续断 12 g,杜仲 12 g,海螵蛸 10 g,白术 9 g,白芍 9 g。

12 剂。

【按】经期延长属月经病范畴,是指月经周期正常,行经时间超过 7 日,甚至淋漓半月方尽。本病最早见于《诸病源候论》"经水不断",其病有气虚、血热、血瘀之分,然朱南孙认为此病以肾气虚为根。《素问·上古天真论篇》"女子七岁,肾气盛,齿更发长,二七而天癸至,任脉通,太冲脉盛,月事以时下……七七任脉虚,太冲脉衰少,天癸竭,地道不通,故形坏而无子也。"说明女子月经的潮止由肾气的盛衰决定。肝主藏血,肾主藏精,精血同源,肾气不足,肝血亏虚,虚火内盛,热扰冲任使经血妄行致经期延长。故治应清虚火,固冲任。方中用生地、白芍、女贞子、墨旱莲养阴清热,实肾平肝;合欢皮、郁金、首乌藤益肾养血,解郁安神;金樱子、莲心、苎麻根、桑寄生、桑螵蛸、海螵蛸滋养肝肾,固冲止血。至二诊患者月经仍淋漓 7 日以上,朱南孙用地榆、侧柏叶专注于凉血止血,党参、丹参益气活血;至三诊,虚火渐灭,肾气不固,故用党参与沙参配伍代替生地与白芍以益气养阴,加黄芪升阳固摄,菟丝子、覆盆子平补肝肾;至四诊,患者经期虽长但经量已较前减少,治同前法;至五诊,患者受孕,因素体肾虚而胎动不安,朱南孙审证后治拟平补肝肾,养血固胎,此法兼顾人体先、后天之本,使气血充足,胎元自安,药后患者出血止。

(五)闭经案

案1

王某,女,43 岁,已婚。

初诊(2015 年 10 月 31 日)

[主诉]月经稀发 2 年。

[现病史]患者平素月经周期不准,初潮 13 岁,经期 4 至 6 日,周期 1～3 个月,量少,色红,有血块,经行小腹轻微疼痛。生育史:1-0-1-1(2003 年人流,2013 年顺产一女)。患者自 2013 年 7 月 13 日顺产后至今仅转经 3 次,分别为末次月经:2015 年 8 月 27 日,行经 4 日;前次月经:2015 年 4 月 15 日,行经 6 日;再前次月经:2014 年 8 月 20 日,行经 6 日。患者 2008 年曾于外院诊断为多囊

卵巢综合征。2015 年 10 月 15 日 B 超提示双侧卵巢多囊样表现。刻下：纳可，二便调，寐安，平素经期小腹轻微坠胀疼痛。舌暗苔薄，舌边略有齿印，脉沉细缓。

［辨证］肾气不足，冲任气滞。

［治则］补肾益气，通利冲任。

［处方］党参 30 g，丹参 30 g，当归 30 g，黄芪 30 g，赤芍 15 g，川芎 6 g，菟丝子 12 g，覆盆子 12 g，巴戟天 15 g，淫羊藿 15 g，制香附 12 g，川楝子 12 g，王不留行 12 g，马鞭草 15 g。

12 剂。

二诊（2015 年 11 月 18 日）

末次月经 11 月 6 日，行经 4 日，量少，色红，有血块，经行小腹轻微疼痛。刻下：服药后无不适，纳可，二便调，寐安。舌淡苔薄少津，边有齿印，脉细软。证属肾气不足，冲任失调。治拟补肾养血调经。

［处方］党参 30 g，丹参 30 g，黄芪 30 g，当归 30 g，赤芍 15 g，牡丹皮 15 g，川续断 12 g，杜仲 12 g，鸡血藤 20 g，桑枝 12 g，桑寄生 12 g，巴戟天 15 g，淫羊藿 15 g。

12 剂。

三诊（2015 年 12 月 3 日）

末次月经 11 月 6 日，行经 4 日，现正值经前，尚无行经预兆，舌偏红苔薄，脉细软。仍属肝肾不足，冲任失调。治拟补肾益气，养血调经。

［处方］党参 30 g，丹参 30 g，当归 30 g，黄芪 30 g，熟地 15 g，菟丝子 12 g，覆盆子 12 g，川续断 12 g，川牛膝 12 g，泽兰 9 g，益母草 15 g，鸡血藤 20 g，红花 12 g。

12 剂。

四诊（2015 年 12 月 19 日）

末次月经 12 月 5 日，行经 5 日，量中，色红，有血块，经行小腹轻微疼痛。刻下：经后无不适，舌淡苔薄，脉细。治宗原法。

［处方］党参 30 g，丹参 30 g，当归 30 g，黄芪 30 g，熟地 15 g，川续断 12 g，桑枝 12 g，桑寄生 12 g，狗脊 12 g，杜仲 12 g，桂枝 9 g，鸡血藤 20 g，红花 12 g，益母草 15 g。

12 剂。

五诊(2016年1月16日)

末次月经1月4日,行经5日,量中,色红,血块较少,经行小腹轻微疼痛。舌淡苔薄,脉沉细。治宗原法。

[处方]党参30 g,丹参30 g,当归30 g,黄芪30 g,熟地15 g,川续断12 g,桑枝12 g,桑寄生12 g,狗脊12 g,杜仲12 g,桂枝9 g,鸡血藤20 g,红花12 g,益母草15 g。

12剂。

六诊(2016年2月19日)

末次月经2月7日,行经5日,量中,色红,有血块,经行小腹轻微疼痛。刻下:纳可,二便调,寐安。舌淡苔薄,脉沉细,治宗原法。

[处方]党参30 g,丹参30 g,当归30 g,黄芪30 g,熟地15 g,川续断12 g,川牛膝12 g,泽兰12 g,红花12 g,益母草15 g,桂枝9 g,鸡血藤20 g。

12剂。

【按】朱南孙认为,本例患者平素月经迟滞,本属肾气不足,致冲任失调,而2003年又行过人流手术,使胞脉受损,肾气更虚。2013年患者孕育产子,古代医家早已提到过妇人产后"亡血伤津,瘀血内阻,多虚多瘀"的特点,本例患者本已肾虚,此次产子又耗血伤津,使元气大伤,肾气亦随之大伤,精血耗损,冲任胞脉无所濡养,终致患者月经停闭,2年之间仅转经3次。朱南孙治疗该患者,初诊以补肾之调经方为基础,重用党参、丹参、当归、黄芪至30 g,意在大补气血,濡养冲任胞脉,菟丝子、巴戟天、淫羊藿、覆盆子则补益肾气。因患者数月未转经,考虑其经停日久必瘀的特点,加用赤芍、川芎、马鞭草活血化瘀,而血瘀又多与气滞有关,医家有云"气行则血行,气滞则血瘀",故加用川楝子、王不留行疏肝行气,活血行气以促经血来至。患者药服数剂后,经血遂至,继诊则朱南孙治守原法,始终以重补气血、补益肾气为主,其中加用川续断、桑寄生、杜仲、狗脊等药补益肝肾,泽兰、红花、益母草等活血化瘀以通经,鸡血藤、桂枝、桑枝则能养血通络,通利冲任。患者用药后,自2015年11月至次年2月每月均见转经,周期尚准,由此可见朱南孙用药之效甚佳。

案2

王某,女,35岁,已婚。

初诊(2015 年 10 月 31 日)

[主诉]月经稀发 2 年。

[现病史]患者平素月经周期不定,初潮 13 岁,月经周期 1～6 个月不等,经期 4～6 日,量少,色红,有血块,经行小腹轻微疼痛。生育史:1－0－1－1(2003年人流一次,2013 年顺产一女)。患者自 2013 年 7 月 13 日顺产后至今共转经 3次,时间分别为 2014 年 8 月 20 日至 8 月 25 日,2015 年 4 月 15 日至 4 月 20 日,2015 年 8 月 27 日至 8 月 30 日;量均偏少,经行轻微腹痛。患者 2008 年曾被诊断多囊卵巢综合征(PCOS)。2015 年 10 月 15 日查性激素:黄体生成素 18.81 mIU/ml,卵泡刺激素 5.3 mIU/ml,雌二醇 66 pg/ml,孕酮 0.52 ng/ml,睾酮 1.71 ng/ml;B 超提示双侧卵巢多囊样表现。刻诊:末次月经 2015 年 8 月 27 日,行经,量少,色淡红,少许血块,经行小腹轻微坠胀疼痛。二便调,胃纳可,夜寐安。舌暗苔薄,舌边略有齿印,脉沉细缓。

否认高血压、糖尿病、心脏病等慢性病史,否认结核、肝炎等传染病病史。

[辨证]肾气不足,冲任气滞。

[治则]补益肾气,通利冲任。

[处方]党参 30 g,丹参 30 g,当归 30 g,黄芪 30 g,赤芍 15 g,巴戟天 15 g,淫羊藿 15 g,马鞭草 15 g,菟丝子 12 g,覆盆子 12 g,制香附 12 g,川楝子 12 g,川芎 6 g,王不留行 12 g。

12 剂。

二诊(2015 年 11 月 18 日)

末次月经 11 月 6 日,4 日净,量少,色红,有血块,经行小腹轻微疼痛。服药后无不适,纳可,二便调,寐安。舌淡苔薄少津,边有齿印,脉细软。证属肾气不足,冲任失调。治拟补肾养血调经。

[处方]党参 30 g,丹参 30 g,当归 30 g,黄芪 30 g,赤芍 15 g,巴戟天 15 g,淫羊藿 15 g,牡丹皮 15 g,川续断 12 g,杜仲 12 g,桑枝 12 g,桑寄生 12 g,鸡血藤 20 g。

12 剂。

三诊(2015 年 12 月 3 日)

末次月经 11 月 6 日,药后无不适,纳可,二便调,寐安,现正值经前,尚无行经预兆,舌偏红苔薄,脉细软。仍属肝肾不足,冲任失调。治拟补肾益气,养血调经。

[处方]党参30 g,丹参30 g,当归30 g,黄芪30 g,熟地15 g,鸡血藤20 g,菟丝子12 g,覆盆子12 g,川续断12 g,川牛膝12 g,红花12 g,益母草15 g,泽兰9 g。

12剂。

四诊(2015年12月9日)

末次月经12月5日,行经5日,量较前稍增,色红,有血块,经行小腹轻微疼痛。经后无不适,舌淡苔薄,脉细,治宗原法。

[处方]党参30 g,丹参30 g,当归30 g,黄芪30 g,熟地15 g,鸡血藤20 g,桑枝12 g,桑寄生12 g,川续断12 g,狗脊12 g,杜仲12 g,桂枝9 g,红花12 g,益母草15 g。

12剂。

五诊(2016年1月16日)

末次月经1月4日,行经5日,量中,色红,血块较少,经行小腹轻微疼痛。纳可,二便调,寐安。舌淡苔薄,脉沉细,治宗原法。

[处方]党参30 g,丹参30 g,当归30 g,黄芪30 g,熟地15 g,鸡血藤20 g,桑枝12 g,桑寄生12 g,川续断12 g,狗脊12 g,杜仲12 g,桂枝9 g,红花12 g,益母草15 g。

12剂。

六诊(2016年2月19日)

末次月经2月7日,量中,色红,有血块,经行小腹轻微疼痛。纳可,二便调,寐安。舌淡苔薄,脉沉细,治宗原法。

[处方]党参30 g,丹参30 g,当归30 g,黄芪30 g,熟地15 g,鸡血藤20 g,桑枝12 g,桑寄生12 g,川续断12 g,狗脊12 g,杜仲12 g,桂枝9 g,红花12 g,益母草15 g。

12剂。

【按】多囊卵巢综合征是一种稀发排卵致月经推迟的妇科疾病,因其B超下卵巢形态呈多囊样而得名,该病在中医见于"月经后期""闭经"等病名,《傅青主女科》中曾说到女子"经水出诸肾",肾气不足,卵子孕育乏力,则经水迟至,该患者自月经初潮起即周期不定,月经迟滞,此属先天肾气不足,致冲任失调,而

2003 年又行人流手术,使胞脉受损,肾气更虚。2013 年患者孕育产子,古代医家曾提到过妇人产后"亡血伤津、瘀血内阻、多虚多瘀"的特点,此患者本已肾虚,此次产子又耗血伤津,使元气大伤,肾气亦随之大伤,精血耗损,冲任胞脉无所濡养,终致患者月经停闭,2 年之间仅转经 3 次。故初诊以补肾调经之药为基础,重用党参、丹参、当归、黄芪至 30 g,意在大补气血,濡养冲任胞脉,菟丝子、巴戟天、淫羊藿、覆盆子则补益肾气,因患者数月月经未至,考虑其经停日久必瘀的特点,加用赤芍、川芎、马鞭草活血化瘀,而血瘀又多与气滞有关,医家有云"气行则血行,气滞则血瘀",故加用川楝子、王不留行疏肝行气,活血行气以促经血来至。患者药服数剂后,经血遂至,继诊治守原法,始终以重补气血、补益肾气为主,其中加用川续断、桑寄生、杜仲、狗脊等药补益肝肾以养经,泽兰、红花、益母草等活血化瘀以通经,鸡血藤、桂枝、桑枝则能养血通络,通利冲任,患者用药后,自 2015 年 11 月至次年 2 月,每月均见经血来至,周期尚准,由此可见其药之效。

案 3

钱某,女,28 岁,未婚。

初诊(2007 年 3 月 5 日)

[主诉] 闭经 3 年余。

[现病史] 16 岁初潮,每 2～3 个月一转,经量甚少。近 3 年需用人工周期疗法,经水方行。平素头晕神疲,腰膝酸楚,面色无华,毛发稀少。脉微细,舌胖质淡红,舌尖有刺,苔薄腻。

[辨证] 肝肾不足,气血两虚。

[治则] 益肾养肝,充养冲任。

[处方] 当归 12 g,赤芍 9 g,白芍 9 g,熟地黄 12 g,川芎 4.5 g,党参 9 g,莪术 9 g,白术 9 g,续断 12 g,桂枝 6 g,鸡血藤 12 g,淫羊藿 12 g,河车大造丸 9 g(吞)。

14 剂。

二诊(2007 年 3 月 23 日)

药后精力渐充,小腹微胀,阴中带下,肾气已动,冲任得润。遂因势利导,宗原方旨,加减调整,以资增进。

[处方] 当归 15 g,丹参 15 g,赤芍 12 g,鸡血藤 12 g,川芎 6 g,莪术 9 g,白术 9 g,川牛膝 12 g,川续断 12 g,泽兰 12 g,益母草 15 g。

14 剂。

上药服至第五剂时经转,量中,色红,略有腰酸腹痛,5 日净。经净后继续滋养肝肾,填充调经,先后调治年余,经水 40～50 日一周期,经量中等,精力亦充,头晕腰酸皆瘥。

【按】患者病程绵长,详询病史,知其初潮起便周期延迟,经量偏少。近 3 年来,症情加重,需服西药方才经转。自诉平素头晕神疲,腰膝酸楚,观其面色无华,毛发稀少,知其气血不充,肝肾不足。故守法守方,全方以八珍汤化裁,益气养血,又以河车大造丸辅助,取其补肝肾填精气之效。初诊后便觉精力渐充,小腹作胀,白带量增。营血盈满,肾气已动,遂增活血逐瘀之药,推动肾气运行,助经血顺势而下。5 剂后经转,继予上法调理,经水渐调,诸症皆瘥。

（六）经行泄泻案

案

夏某,女,18 岁,未婚。

初诊(2007 年 2 月 14 日)

［主诉］经行大便溏泻 1 年。

［现病史］月经史:14 岁初潮,月经规则,经期 6 日,周期 30 日,量中,无痛经。近 1 年来每次经转大便溏泻,日有 2～3 次,持续至经净,无腹痛,无呕吐、恶心等其他不适。平素纳可,便调寐安。末次月经:2 月 13 日。脉沉细,舌暗、尖红,边有齿印,苔白腻。

［辨证］脾肾虚寒,冲任不固。

［治则］温脾益肾,调理冲任。

［处方］焦潞党 15 g,炙黄芪 15 g,怀山药 15 g,菟丝子 12 g,覆盆子 12 g,煨金樱 12 g,补骨脂 12 g,椿根皮 12 g,海螵蛸 15 g。

12 剂。

二诊(2007 年 3 月 21 日)

末次月经 3 月 16 日,量中,本次行经大便正常,家属代诊,脉舌不详。证属脾肾不足。治宗前法,温脾益肾,调理冲任。

［处方］焦潞党参 15 g,炙黄芪 12 g,怀山药 15 g,菟丝子 12 g,金樱子 12 g,枸杞子 12 g,补骨脂 12 g,玉米须 30 g,海螵蛸 15 g。

15 剂。

三诊(2007 年 6 月 20 日)

末次月经：6 月 10 日。现经行水泻已瘥,脾肾素虚,冲任固涩乏力,脉细,舌暗尖红,苔白腻。治拟健脾益肾,固摄冲任。

[处方]焦潞党 15 g,焦白术 9 g,怀山药 12 g,椿根皮 12 g,补骨脂 12 g,玉米须 30 g,煨金樱 12 g,菟丝子 12 g,桑寄生 12 g,海螵蛸 15 g。

10 剂。

【按】脾主运化,肾主二阴。本例患者自幼体弱,素体脾肾阳虚,运化失司,故每于经期经血下行冲脉之际,则脾肾愈虚而泄泻,本病治之当以温补脾肾为主。一诊处方用焦潞党参、炙黄芪补益元气,二药取其炮制后之温性,增强患者平素阳虚之体质;菟丝子、覆盆子温补肾阳;山药、煨金樱、补骨脂、海螵蛸健脾温阳止泻;椿根皮燥湿止泻。患者药后即见经期大便正常。二诊则治宗前法,仍以温脾益肾为主,加用女贞子补肾,玉米须本为利尿之药,本方用之则取其"利小便所以实大便"之功,如此用法,可见本方用药之妙。三诊仍以温肾健脾为主,加用焦白术、桑寄生加强健脾补肾之功,药后患者脾肾运化之力渐强,故经行水泻之症渐除。

(七)经行头痛案

案 1

吉某,38 岁,已婚。

初诊(2007 年 11 月 17 日)

[主诉]反复经行头痛 10 年。

[现病史]13 岁初潮,月经规则,经期 5 日,周期 27～28 日,量偏少,色深,无痛经,生育史:2－0－4－2(3 次人流,1 次宫外孕,剖宫产 2 胎)。10 年前出现经行头痛,持续 1 日。平素夜寐梦多,神疲,乏力,末次月经 10 月 20 日。脉沉细,舌淡红,苔薄腻,边有齿印。

[辨证]气血两虚,心脑失养。

[治则]益气养血,荣脑。

[处方]党参 20 g,炙黄芪 20 g,当归 30 g,熟地 15 g,川芎 6 g,何首乌 12 g,枸杞子 12 g,女贞子 12 g,巴戟天 12 g,肉苁蓉 12 g,石楠叶 9 g,石菖蒲 9 g,白芷 3 g。

20 剂。

患者同方治疗 2 个月,经行头痛即瘥。

【按】经行头痛,症随月经周期而作,常与冲脉之盈亏有关,每当阴血下行冲脉之际,则无以上承荣脑,故而头痛不已。本例患者平素即气血不足,经源匮乏,故而经行量少,头痛,今患者婚后又多次行人流术,令胞宫受损,肾气耗伤,加之一次宫外妊娠,二度剖宫产史,均使冲任、胞宫受损,肾气大伤,精血日益匮乏,无以上荣脑窍致头痛,血虚则心神失养,故见夜寐梦多,而神疲乏力、舌淡红、脉沉细均为气血不足之象,故治本病当以益气养血为主,处方以朱南孙经验方之调经方为主,方中用党参、黄芪、当归、熟地、何首乌大补气血。本例患者数度孕产流刮致肾气大伤,故辅以枸杞子、女贞子、巴戟天、肉苁蓉、石楠叶、石菖蒲补肾调冲,予白芷通窍止痛,川芎调经止痛,服药后患者自能经调痛减。

案 2

方某,女,29 岁,已婚。

初诊(2006 年 2 月 22 日)

[主诉] 经行头痛 10 余年。

[现病史] 患者既往月经规则。月经史:初潮 15 岁,经期 7 日,周期 30 日,量中,无痛经。生育史:0-0-0-0。10 年前无明显诱因下出现经行头痛,以经前和经后头痛为主。平素工作压力较大,夜寐欠安,大便易溏,烦躁易怒。末次月经 1 月 31 日,量色同前,经期将近,乳胀,眼眶、头侧、后头疼痛。脉细弦数,舌暗偏红,苔薄。

[辨证] 阴血不足,心脑失养。

[治则] 养血荣脑,宁心安神。

[处方] 黄芪 15 g,当归 15 g,熟地 12 g,川芎 6 g,淮小麦 30 g,炙甘草 6 g,茯苓 12 g,茯神 12 g,枸杞子 12 g,天麻 9 g,白芷 3 g,石菖蒲 9 g,何首乌 15 g。

7 剂。

【按】本例患者主因阴血亏虚,阴虚则肝木乏水濡养,肝阳偏亢,肝阳沿经络直上巅顶,故见经行头痛,烦躁易怒;加之患者平素压力较大,肝郁不舒,肝经郁滞,故见乳胀;肝阳偏亢,肝木克伐脾土,致脾虚则见大便易溏;而舌暗偏红,脉细弦数均为阴虚阳亢之象。故治拟养血平肝,安神健脾。本方以黄芪、当归、熟地、川芎、何首乌、枸杞子补血养阴为君,辅以淮小麦、茯苓、茯神、石菖蒲健脾宁心安神,天麻平肝潜阳,白芷通窍止痛,当阴血得养,肝阳自平,则头痛减轻。

二、妊娠病

（一）滑胎案

案

田某,女,28岁,已婚。

初诊(2011年11月9日)

［主诉］胎停4次,清宫术后1个月。

［现病史］患者既往月经规则,经期5～6日,周期28日,量中,色红,血块(-),痛经(-),清宫术后至今未转经。生育史:0-0-4-0(胎停4次,清宫3次,末次月经2011年10月,孕70日胎停清宫)。现避孕中,基础体温双相,清宫术后尚未行经,已有腹胀预兆。辅检:封闭抗体(+)。脉弦细数,舌暗尖红,胎薄腻少津。

［辨证］阴虚血热。

［治则］清热养阴,梳理冲任。

［处方］当归20g,丹参30g,赤芍15g,牡丹皮15g,川芎6g,生地、熟地各9g,女贞子12g,桑椹12g,首乌藤20g,茯苓、茯神各12g,合欢皮12g,制香附12g,川楝子12g,柴胡、延胡索各6g。

14剂。

二诊(2012年1月11日)

末次月经1月6日,尚准,量中,无不适,畏寒,神疲乏力,脉细软,舌暗偏红,苔薄黄腻少津。仍属肝肾不足,气血两虚。

［处方］党参15g,炙黄芪15g,当归15g,生地、熟地各9g,白术、白芍各9g,枸杞子12g,女贞子12g,制何首乌20g,怀山药12g,山茱萸12g,川续断12g,杜仲12g,狗脊12g,威灵仙12g。

14剂。

三诊(2012年2月1日)

末次月经1月6日,值经前,基础体温已下降。脉细软,舌暗胖有齿印苔薄黄腻少津。证属肾气虚寒,精血不足。治拟补肾益气,养血填精。

[处方]党参 20 g,炙黄芪 20 g,当归 20 g,熟地 15 g,枸杞子 12 g,菟丝子 12 g,何首乌 15 g,怀山药 12 g,山茱萸 12 g,白术、白芍各 9 g,河车粉 3 g。

14 剂。

四诊(2012 年 3 月 7 日)

末次月经 3 月 1 日,已净,量中,近 2 个月腹泻,舌暗胖,有齿印,脉沉细缓。仍属肾气虚寒,精血不足。治拟补肾益气,温养冲任。

[处方]党参 30 g,炙黄芪 30 g,当归 30 g,熟地 15 g,枸杞子 12 g,菟丝子 12 g,覆盆子 12 g,巴戟天 15 g,淫羊藿 15 g,怀山药 12 g,山茱萸 12 g,白术、白芍各 9 g,河车粉 3 g。

14 剂。

五诊(2012 年 5 月 9 日)

末次月经 3 月 18 日,孕将 1 月半,纳呆泛恶,大便尚调,脉细滑数,舌淡暗苔薄黄腻。素体肝肾不足,气血两虚,胎停数次,防覆辙。治拟益气养血,健脾和胃安胎。

[处方]太子参 20 g,白术、白芍各 9 g,黄芪 15 g,枸杞子 12 g,菟丝子 12 g,怀山药 12 g,陈皮 6 g,姜半夏 6 g,杜仲 12 g,桑寄生 12 g,川续断 12 g,苎麻根 20 g。

14 剂。

六诊(2012 年 6 月 9 日)

患者目前停经 71 日,胃纳欠佳,泛恶,时候腹胀,便溏较前好转,脉细缓,舌淡暗胖有齿印,苔薄黄腻。证属肾气素虚,脾运不健,已有 4 次诊刮,防不测。治拟健脾益肾安胎。

[处方]党参 15 g,白术、白芍各 9 g,炒怀山药 12 g,补骨脂 9 g,菟丝子 12 g,陈皮 6 g,姜半夏 6 g,砂仁 3 g,桑寄生 12 g,川续断 12 g,焦白术、焦白芍各 9 g。

14 剂。

【按】复发性流产是指同一性伴侣连续 2 次或 2 次以上自然流产。复发性流产病因众多,能够识别病因的患者多占少数,相对应中医学中的"滑胎"。本例患者既往 4 次流产史,孕 70 日胎停刮宫,至今尚 1 个月,已有行经之预兆。《明医杂著》中谓："若前次三月而堕,则下次必如期复然。"《妇人大全良方》载:"血气虚损,不能养胎,所以数堕也。"其原因主要为气血亏损,肾气虚弱,腹中胎难得足养,故屡次堕胎。患者堕胎方1个月,产后多瘀多虚,应祛瘀生新,补其肝肾,养其胞宫,后再考虑受胎。脉弦细数,舌暗尖红,胎薄腻少津。治拟清热养阴,梳理冲任。方用当归、川芎、生地、熟地、丹参、赤芍、牡丹皮养血祛瘀;首乌藤、茯苓、茯神、合欢皮宁其心,安其神;女贞子、桑椹养阴、补益肝肾;制香附、川楝子、柴胡、延胡索条达肝气,清肝经之热。二诊患者月经如期而至,但畏寒,神疲乏力,仍属肝肾不足,气血两虚。方用党参、炙黄芪补气而助阳,当归动血,熟地养血,通守兼备;且生地、熟地、白术、白芍肝肾平补,静守纯养;配枸杞子、女贞子补而不腻;川续断生新血,破瘀血,补肝肾;凡下焦之虚,非杜仲不补;制何首乌善于固肾乌须;怀山药、山茱萸补而不滞,能补能涩;佐狗脊、威灵仙使走窜之力更甚。经次调理半余年,后患者成功得孕,继续保胎治疗以免覆辙。

（二）胎动不安

案

王某,女,35岁,已婚。

初诊（2008年8月20日）

［主诉］停经45日,阴道少量出血3日。

［现病史］患者结婚10年,平素身体欠佳,月经周期欠规则。月经史:初潮14岁,经期3日,周期25~45日。末次月经7月7日,行经3日,经量较少,色淡,偶有痛经。生育史:0-0-1-0（流产1次,2004年停经42日时自然流产）,自然流产之后由于身体原因一直避孕。因操劳家务,1周前先感腰酸腹痛,近3日来阴道少量流血,遂来我院门诊就诊。2008年8月20日查尿绒毛膜促性腺激素（＋）。刻诊:患者腰酸腹痛,小腹空坠,头晕眼花,精神倦怠,气短懒言,心悸失眠,面色㿠白。胃纳少,二便尚可。舌质淡,苔薄,脉缓滑。

否认高血压、糖尿病、心脏病等慢性病史,否认结核、肝炎等传染病病史。

［辨证］气血虚弱,胎元不固。

［治则］益气养血,固肾安胎。

［处方］党参15g,海螵蛸9g,杜仲12g,白芍12g,熟地15g,炒白术9g,陈皮6g,炙甘草6g,茯苓12g,怀山药15g,川续断12g,炒杜仲12g,补骨脂

12 g,桑寄生 12 g,阿胶 9 g。

7 剂。

二诊(2008 年 8 月 27 日)

停经 52 日。出血量较前减少,腹痛腰酸症状未减,精神好转。舌脉详前,仍宗原法。再予患者 14 剂原方。告知患者如有阴道出血量多及腹痛加重等情况,及时来院就诊,并查血清绒毛膜促性腺激素、孕酮及 B 超以了解胎儿发育情况。

[处方]党参 15 g,海螵蛸 9 g,杜仲 12 g,白芍 12 g,熟地 15 g,炒白术 9 g,陈皮 6 g,炙甘草 6 g,茯苓 12 g,怀山药 15 g,川续断 12 g,炒杜仲 12 g,补骨脂 12 g,桑寄生 12 g,阿胶 9 g。

14 剂。

【按】患者素体较虚,乃属气血虚弱,冲任不固,胎失摄载,故孕后腰酸腹痛,阴道少量流血;气血虚弱,本源不足,则流血色淡质稀;气虚中阳不振,系胞无力,血虚胞失濡养,故小腹空坠;血虚不能上荣清窍,则头晕眼花;血不养心,则心悸失眠;血虚不能充养肌肤,故面色㿠白。气短懒言,精神倦怠,舌淡,苔薄,脉缓滑,为气血虚弱不足之征。肾为先天之本,主生殖,主藏精而系胞胎,肾气盛则胎元固,脾为后天之本,气血生化之源,而妊娠生理是阴血不足,阳气易浮,胎儿又有赖于脾胃气血的滋养,因此安胎以固肾、健脾补气血为关键。故拟胎元饮(《景岳全书》方:人参、当归、杜仲、白芍、熟地、白术、陈皮、炙甘草)为本,兼伍阿胶、海螵蛸、茯苓、党参、山药、续断、补骨脂、桑寄生等具有益气健脾、补肾益精、养血滋阴、和胃安胎功效之品旨在固冲止血安胎。至二诊之时,患者出血量较前减少,腹痛腰酸症状未减,精神好转,再予原方治疗,意在"守法守方",从明代薛瑄《薛文清公文集》"用药勿责近功"之意。

三、妇科杂病

不孕案

案 1

卞某,女,37 岁,已婚。

初诊(2012 年 5 月 9 日)

[主诉]试管婴儿(IVF)2 次失败,求嗣。

［现病史］患者月经规律,月经史：初潮 11 岁,经期 3～5 日,周期 26～29 日,量中,色正常,痛经(＋),血块(－)。生育史：0－0－1－0(2007 年 9 月孕 70 日胎停)。2007 年 6 月 26 日子宫输卵管造影(HSG)提示：左侧通而不畅,右侧近端阻塞可能。2009 年 11 月 18 日复查 HSG 示：双侧通而极不畅。2011 年 12 月、2012 年 3 月 IVF 2 次,均失败。刻下：纳可,寐安,二便调。脉弦细,舌暗苔薄腻。

［辨证］肝肾不足,精血衰少,冲任脉络受阻。

［治则］养肝益肾,填补精血,疏利冲任。

［处方］当归 20 g,黄芪 20 g,党参 20 g,丹参 20 g,川芎 6 g,生地 9 g,熟地 9 g,女贞子 12 g,菟丝子 12 g,桑椹 12 g,制香附 12 g,川楝子 12 g,王不留行 12 g,路路通 15 g,娑罗子 8 g。

12 剂。

二诊(2012 年 5 月 23 日)

末次月经 5 月 17 日,量中,无不适。症如前述,经后小腹时有抽掣作胀,腰部酸楚。脉细弦迟,舌淡暗,苔薄腻少津。证属精血衰少,冲任脉络受阻。治宗原法。

［处方］当归 20 g,黄芪 20 g,党参 20 g,丹参 20 g,川芎 6 g,生地 9 g,熟地 9 g,女贞子 12 g,菟丝子 12 g,桑椹 12 g,制香附 12 g,川楝子 12 g,王不留行 15 g,路路通 15 g。

14 剂。

三诊(2012 年 6 月 13 日)

末次月经 6 月 10 日,周期提前,量偏少,经后无殊。脉细缓,舌暗,苔黄薄腻。仍属肝肾不足,精血衰少。治拟养肝益肾,峻补冲任。

［处方］当归 20 g,黄芪 20 g,生地 9 g,熟地 9 g,川芎 6 g,女贞子 12 g,枸杞子 12 g,川续断 12 g,巴戟天 15 g,覆盆子 12 g,怀山药 12 g,白术 9 g,白芍 9 g,淫羊藿 12 g,肉苁蓉 12 g。

14 剂。

四诊(2012 年 11 月 11 日)

末次月经 11 月 2 日,行经 4 日,腰部酸痛,量少,时感神疲乏力,劳累所致。测卵泡刺激素 11.61 mIU/ml。脉细弦迟,舌质暗,苔薄腻少津。证属肾虚乏弱,精血衰少。治拟补肾益气。

［处方］当归 20 g,黄芪 20 g,生地 9 g,熟地 9 g,川芎 6 g,女贞子 12 g,枸杞子 12 g,川续断 12 g,巴戟天 15 g,覆盆子 12 g,白术 9 g,制苍术 20 g,制香附 20 g,白芍 9 g,肉苁蓉 12 g。

12 剂。

五诊(2012 年 9 月 5 日)

末次月经 8 月 22 日,量中,痛(一)。脉细,舌略尖红苔薄腻少津。治宗原法,补肾益气养阴。

［处方］当归 20 g,黄芪 20 g,生地 9 g,熟地 9 g,川芎 6 g,女贞子 12 g,枸杞子 12 g,桑椹 12 g,菟丝子 12 g,川续断 12 g,桑寄生 12 g,狗脊 12 g。

12 剂。

六诊(2012 年 11 月 7 日)

末次月经:11 月 2 日,量中。B 超监测有优势卵泡,经后无不适。脉舌详前,求嗣心切。本次欲试孕,治拟补肾益气,疏冲促孕。

［处方］当归 30 g,黄芪 30 g,熟地 15 g,川芎 6 g,枸杞子 12 g,菟丝子 12 g,王不留行子 15 g,巴戟天 15 g,淫羊藿 15 g,石菖蒲 9 g,石楠叶 9 g,覆盆子 12 g,川楝子 12 g,路路通 15 g。

10 剂。

七诊(2013 年 4 月 10 日)

末次月经 4 月 3 日,4 日净,经后无不适。脉细弦迟,舌暗尖红,治宗原法。清养肝肾,疏利冲任。

［处方］当归 30 g,黄芪 30 g,赤芍 15 g,川芎 6 g,枸杞子 12 g,女贞子 12 g,桑椹 12 g,枸杞子 12 g,巴戟天 15 g,淫羊藿 15 g,石楠叶 9 g,石菖蒲 9 g,娑罗子 12 g,路路通 15 g。

12 剂。

【按】患者既往 70 日胎停清宫后冲任损伤,后又有行试管婴儿 2 次失败,脉弦细,说明患者肝肾亏虚,精血衰少,不得养胎。舌暗表明有瘀,HSG 提示输卵管不通畅,说明患者冲任瘀阻不通。证属肝肾不足,精血衰少,冲任脉络受阻。治拟养肝益肾,填补精血,疏利冲任。方拟调经促孕方加减。以黄芪、党参、当归为君补气养血、活血调经。熟地、菟丝子、桑椹、女贞子为臣药平补肝肾,填精生髓。川芎、王不留行、路路通疏利冲任。五诊时,患者舌略尖红,治拟补肾益气养阴,体现了朱氏妇科的"从合守变"的变通也。六诊时因患者求子心切,且B超监测有优势卵泡,故加石菖蒲、石楠叶促孕。

案2

郁某,女,37岁,已婚。

初诊(2012年4月25日)

[主诉]未避孕8月余未孕。

[现病史]月经史:既往月经欠规则,初潮14岁,经期2~3日,周期35~40日,痛(一)。末次月经:3月26日,量少,色暗有块。生育史:1-0-0-1(2004年剖宫产)。平素经前乳胀,夜寐多梦,便溏,日行1~2次,2011年8月未避孕未孕至今,适值经前,已有乳胀。现脉弦细,舌淡暗,边略有齿印,苔薄腻。

[辨证]肝肾阴虚,精血不足。

[治则]滋肾养肝,填补精血。

[处方]当归30g,丹参30g,牡丹皮15g,生地9g,熟地9g,女贞子12g,枸杞子12g,怀山药12g,山茱萸12g,合欢皮12g,广郁金6g,青皮6g,陈皮6g,茯苓12g,茯神12g。

12剂。

二诊(2012年5月9日)

末次月经4月25日,脉细缓,舌质暗,将近月中。治拟补肾,益气养血促孕。

[处方]党参30g,黄芪30g,当归30g,熟地15g,枸杞子12g,菟丝子12g,覆盆子12g,巴戟天15g,淫羊藿15g,石楠叶9g,石菖蒲9g,川芎6g。

7剂。

三诊(2012年6月6日)

末次月经:5月30日,两日即净,量偏少,已净,无不适,脉细缓,舌淡暗,苔薄腻少津。证属肝肾不足,精血衰少。治拟补肾养肝填补精血。

[处方]党参30g,黄芪30g,当归30g,熟地15g,枸杞子12g,菟丝子12g,覆盆子12g,巴戟天15g,淫羊藿15g,石楠叶9g,石菖蒲9g,川芎6g。

7剂。

四诊(2012年12月12日)

患者因偶感风热,胃脘不适就诊,停经5月余。末次月经:6月末。经朱南孙调治现已孕 5 月余,孕早期孕酮偏低,未服药。现胃脘不适,纳差,腰痛。上周有外感,流涕鼻塞,头胀喷嚏,脉细数,舌淡暗胖苔薄黄腻。证属外感风热,脾胃不和。治拟祛风清热,健脾和胃。

[处方]薄荷 6 g,钩藤 12 g,蔓荆子 9 g,首乌藤 15 g,白芍 9 g,白术 9 g,天麻 9 g,陈皮 6 g,茯神 9 g,谷芽 9 g,麦芽 9 g,炒川续断 9 g。

12 剂。

【按】女子不孕,肾虚者居多,既有温养冲任、填精益髓之法,又有滋补肝肾、养血调经之方。朱南孙认为肾精是受孕的重要物质基础,肝血充足是血海充盛、月事如期而下的必要条件,故肝肾精血为调经种子之本。本案例,一诊该患者肝肾阴虚,精血不足,治拟滋养肝肾,填补精血,故予六味地黄丸加减。二诊患者值排卵期,此时血海渐盈,肾气渐充,卵泡已趋成熟,加用淫羊藿、石楠叶增强温肾助阳之力,加用党参、黄芪,补气养血;三诊继以滋阴护阳为则,效宗前法,调经促孕,故而有子。

案 3

丁某,女,34 岁,已婚。

初诊(2011 年 10 月 26 日)

[主诉]未避孕 1 年未孕。

[现病史]既往月经尚规则。月经史:初潮 12 岁,经期 8～9 日,周期 28 日,量中,痛经(±)。末次月经:10 月 3 日,量偏少。生育史:0－0－0－0,婚一年半,未避孕未孕 1 年。辅助检查:2011 年 10 月 19 日岳阳医院输卵管造影示两侧输卵管阻塞可能大。畏寒,肢冷,易腹泻,纳可。脉细软,舌淡暗苔薄腻。

[辨证]脾肾虚寒,冲任不足。

[治则]温脾益肾,疏利冲任。

[处方]党参 20 g,焦白术 9 g,茯苓 12 g,炙甘草 6 g,炮附块 12 g,怀山药 12 g,广木香 6 g,补骨脂 12 g,鹿角片 6 g,紫石英 15 g,制香附 12 g,川楝子 12 g。

12 剂。

二诊(2011 年 11 月 23 日)

末次月经:11 月 1 日,行经 7 日,无不适,偶有少腹胀痛,脉细弦迟,舌淡暗苔薄腻,治宗原法。

〔处方〕焦潞党参20 g,炒莪术、炒白术各9 g,三棱12 g,广木香6 g,怀山药12 g,补骨脂12 g,炮附块12 g,制香附12 g,川楝子12 g,桂枝12 g,鸡血藤15 g。

12剂。

三诊(2011年12月14日)

末次月经:12月1日,服药后大便正常,畏寒较前好转,脉细软,舌暗苔薄腻。仍属脾肾虚寒,治拟温脾益肾。

〔处方〕焦潞党参20 g,焦白术9 g,炒怀山12 g,补骨脂12 g,炮附块12 g,菟丝子12 g,巴戟天15 g,淫羊藿15 g,广木香6 g,鹿角片12 g,紫石英20 g。

12剂。

四诊(2012年1月11日)

末次月经:12月24日,9日净,大便欠实,但感畏寒神疲,无其他不适,脉细软,舌淡暗苔黄腻。脾肾两虚,治宗原法。

〔处方〕党参20 g,焦白术9 g,炒怀山药12 g,补骨脂15 g,炮附块12 g,肉桂9 g,菟丝子12 g,桑寄生12 g,海螵蛸15 g,覆盆子12 g,威灵仙12 g,淫羊藿12 g。

12剂。

五诊(2012年2月9日)

末次月经:1月22日,9日净,痛经偶有,量少2日后转量中,脉舌详前。无不适,偶有少腹胀痛。治宗原法,温脾益肾。

〔处方〕焦潞党参20 g,焦白术9 g,怀山药12 g,补骨脂12 g,菟丝子12 g,覆盆子12 g,广木香6 g,制香附12 g,川楝子12 g,桂枝12 g,鸡血藤15 g。

12剂。

【按】不孕症主要分为原发不孕及继发不孕。原发不孕为从未受孕;继发不孕为既往怀孕之后又不孕。与现代生活更迭换新相应的是,不孕症的发生也随之上升。本例患者新婚伊始,既往无妊娠史,未避孕1年余未孕。患者平素月经量偏少,畏寒肢冷,易腹泻;输卵管造影示阻塞可能,提示胞脉受阻,结合其脉细软,舌淡暗苔薄腻。证属脾肾虚寒,冲任气机不畅。冲任虚寒,胞宫失煦,故经行而量少,形寒而肢冷。治拟温脾益肾,疏利冲任。方用香砂六君子加减,香附、川楝子理气疏络,其中香附又为调经之圣药;附子暖宫而温补命门之火,合血肉有情之品温肾补阳,紫石英性亦温,善暖胞宫;患者素便溏,怀山药、补骨脂健脾以促脾胃调和。二诊加用三棱、莪术祛瘀行气,合白术避伤元气之虞;桂枝强附块之效,阳生阴长;鸡血藤补血行气通络,与桂枝合用温补兼通。

案4

余某,27岁,已婚。

初诊(2011年10月19日)

[主诉]婚后2年,未避孕1年未孕。

[现病史]患者既往月经规则。月经史:月经初潮14岁,经期5～7日,周期30日。末次月经:10月2日,经行腹痛。生育史:0－0－0－0。9月16日外地输卵管造影提示宫腔粘连,双侧输卵管壶腹部阻塞。男方精液常规a＋b:小于30％。6月6日B超示:左附件包块,大小4.5 cm×3.5 cm,实性。脉细弦,舌淡红,苔薄黄腻。

[辨证]瘀阻冲任气滞。

[治则]活血化瘀,通利冲任。

[处方]丹参30 g,当归15 g,赤芍15 g,牡丹皮15 g,柴胡6 g,延胡索6 g,制香附12 g,川楝子12 g,王不留行15 g,乌药9 g,川芎6 g。

12剂。

二诊(2011年11月9日)

末次月经11月2日,经行量畅,无腹痛,适逢月中,少腹抽掣,脉沉细弦,舌淡暗,苔薄,边有齿印。证属邪侵冲任,肾气耗损,络道受损。治拟清热利湿,梳理冲任。

[处方]丹参30 g,牡丹皮15 g,赤芍15 g,蒲公英30 g,红花30 g,石见穿15 g,川楝皮9 g,茯苓皮9 g,王不留行15 g,川楝子12 g,皂角刺15 g,刘寄奴15 g。

12剂。

三诊(2011年12月7日)

末次月经:11月28日,经后无不适,偶有右肢侧抽掣,脉细弦数,舌暗苔薄腻。治宗前义。

[处方]丹参30 g,牡丹皮15 g,赤芍15 g,蒲公英30 g,红花30 g,刘寄奴

15 g,石见穿 15 g,生附子 15 g,川楝子 12 g,皂角刺 15 g,三棱 15 g,莪术 15 g。

12 剂。

四诊(2011 年 12 月 28 日)

末次月经:11 月 28 日,周期将近,无不适,脉细弦,舌暗苔黄腻。证属湿热瘀阻冲任,气机不利。治拟清热利湿,梳理冲任。

[处方]丹参 30 g,牡丹皮 15 g,赤芍 15 g,蒲公英 20 g,红藤 20 g,石见穿 15 g,王不留行 15 g,川楝子 12 g,柴胡 6 g,延胡索 6 g,路路通 12 g。

12 剂。

五诊(2012 年 1 月 11 日)

末次月经:12 月 31 日,腹痛较前已减,基础体温爬升双相,脉细,舌淡暗,苔薄黄腻。经后仍宜清热利湿,梳理冲任。

[处方]当归 20 g,丹参 30 g,生地 9 g,熟地 9 g,女贞子 12 g,菟丝子 12 g,枸杞子 12 g,巴戟天 15 g,淫羊藿 15 g,石楠叶 9 g,石菖蒲 12 g,路路通 15 g,王不留行 12 g。

12 剂。

六诊(2012 年 2 月 8 日)

末次月经:12 月 31 日。自测尿绒毛膜促性腺激素(＋),现胃脘不适,头晕,夜寐欠安。脉细滑数,尺显,乃有孕之象。治拟清肝益肾,养血安胎。

[处方]生地 12 g,淡黄芩 6 g,白芍 12 g,女贞子 12 g,墨旱莲 15 g,苎麻根 15 g,杜仲 12 g,桑寄生 12 g,川续断 12 g,太子参 15 g,陈皮 6 g,谷芽 9 g,麦芽 9 g。

12 剂。

【按】此患者辨证分型为胞脉瘀阻,肝郁气滞型。朱南孙认为,如果双侧输卵管完全阻塞者治疗多不易奏效,而能治愈者多数为输卵管不完全阻塞或假性阻塞。治疗应以理气通滞疏络为法。临证时,朱南孙又分为清通法和温通法,本案为清通法验案之一。药用丹参、赤芍、牡丹皮消散胞络瘀滞;蒲公英、红藤清热解毒,散结消肿;川楝子、王不留行疏肝理气通络;合柴胡、延胡索增强疏肝之力而具有通而防阻之功。此案辨证精确,治疗有的放矢,所以经治 3 月余即受孕。

案 5

张某,女,31 岁。

初诊(2013 年 4 月 3 日)

［主诉］结婚 7 年未避孕未孕。

［现病史］患者既往月经欠规则,初潮 12 岁,经期 7 日,周期 45～60 日,量少,偶有经痛腰酸。末次月经 3 月 29 日(本周期曾促排卵治疗)。生育史:0-0-0-0。辅助检查:2010 年 B 超提示双侧卵巢多囊表现。2013 年 1 月输卵管造影提示双侧输卵管通畅。2013 年 3 月(月经第三日)血卵泡刺激素5.30 mIU/ml,黄体生成素 3.45 mIU/ml,雌二醇 60 pg/ml,睾醇 1.23 ng/ml,催乳素 7.81 ng/ml。自测基础体温单相。男方精液常规检查提示弱精症。患者拟调理后行试管婴儿。刻下:面色不华,精神欠佳,易感倦怠乏力,胃纳一般,夜寐尚安,二便调。舌暗边尖红,苔薄腻少津,脉沉细弦。

［辨证］阴血不足,冲任气滞。

［治则］养血活血,通利冲任。

［处方］当归 20 g,黄芪 20 g,党参 20 g,丹参 20 g,川芎 6 g,柴胡 6 g,制香附12 g,川楝子 12 g,巴戟天 15 g,淫羊藿 15 g,木香 6 g,小茴香 6 g。

12 剂。

二诊(2013 年 5 月 8 日)

末次月经:3 月 29 日。基础体温未升,近日乳胀、小腹胀,似有排卵征兆,无不适。舌暗尖红,苔薄黄腻,脉沉细。仍属精血不足,肝旺气滞。治拟滋养肝肾,疏肝通滞。

［处方］当归 20 g,黄芪 30 g,丹参 20 g,牡丹皮 15 g,川芎 6 g,柴胡 6 g,制香附 12 g,川楝子 12 g,王不留行 15 g,木香 6 g,巴戟天 15 g,淫羊藿 15 g。

12 剂。

三诊(2013 年 5 月 29 日)

末次月经 5 月 21 日,行经 6 日,量少。第一日痛经,夹血块。刻下:经后无不适,但感神疲乏力,寐安。舌暗尖红,苔薄黄腻少津,脉沉细软。仍属肾气不足,精血衰少。拟补肾益气,益肾填精。

［处方］党参 20 g,黄芪 20 g,当归 30 g,生地、熟地各 9 g,枸杞子 12 g,菟丝子 12 g,覆盆子 12 g,怀山药 12 g,山茱萸 12 g,巴戟天 15 g,淫羊藿 15 g,石菖蒲12 g。

12 剂。

四诊(2013 年 7 月 17 日)

末次月经:6 月 28 日。刻下无不适,基础体温爬升,舌暗边尖红,苔薄白腻,脉细弦迟。仍属肝肾阴虚,精血不足,冲任气机不利。治拟滋补肝肾,疏肝利气通络。

[处方]当归 20 g,熟地 15 g,川芎 6 g,女贞子 12 g,桑椹 12 g,菟丝子 12 g,覆盆子 12 g,巴戟天 15 g,淫羊藿 15 g,石楠叶 9 g,石菖蒲 9 g,路路通 15 g。

12 剂。

五诊(2013 年 7 月 31 日)

末次月经:6 月 28 日。基础体温不典型双相,月经逾期未至。近日略有乳胀,有行经预感。拟近期行人工授精。舌暗尖红,苔薄腻,脉弦细。仍属肝肾阴虚,冲任气机不利。治拟滋补肝肾,疏利冲任。

[处方]当归 30 g,生地、熟地各 9 g,赤芍、白芍各 9 g,川芎 6 g,女贞子 12 g,桑椹 12 g,菟丝子 12 g,覆盆子 12 g,制香附 12 g,川楝子 12 g,王不留行 15 g。

12 剂。

六诊(2013 年 9 月 11 日)

末次月经:9 月 10 日,经行无不适。经服上药精力较前充沛,拟本月行人工授精。舌质红,苔薄腻,脉细弦迟。仍属精血衰少,肝肾不足。治宗前法。

[处方]当归 30 g,生地、熟地各 9 g,白术、白芍各 9 g,枸杞子 12 g,菟丝子 12 g,覆盆子 12 g,制黄精 12 g,巴戟天 15 g,淫羊藿 15 g,川芎 6 g,石楠叶 9 g,石菖蒲 9 g,河车粉 3 g(吞)。

12 剂。

七诊(2013 年 10 月 16 日)

停经 37 日。末次月经:9 月 10 日。9 月 30 日行人工授精。2013 年 10 月 15 日查血绒毛膜促性腺激素 213 mIU/ml,孕酮 20.08 ng/ml。现服地屈孕酮保胎治疗。刻下:无阴道出血,无腹痛腰酸等不适。脉细,舌暗边尖红,苔白腻。证属肝肾素虚,脾运不健。治拟健脾和胃,益肾养血安胎。

[处方]熟地 15 g,白术 6 g,炒白芍 12 g,菟丝子 12 g,桑寄生 12 g,怀山药 12 g,苎麻根 15 g,杜仲 12 g,炒川续断 12 g,陈皮 6 g,太子参 20 g,南瓜蒂 12 g。

12 剂。

【按】《备急千金要方》中将原发性不孕称为"全不产",继发性不孕称为"断绪"。导致不孕不育的病因繁多，与男女双方息息相关。朱南孙认为中医诊病要把治病与辨证相结合，根据女性月经不同时期的生理变化规律适时诊治，治疗过程遵循"从、合、守、变"的朱氏妇科学术思想。其中，"从"，反治也。如经少，经怒，乳少，经闭，理应通之，然审证系精血不足，元气衰惫当充养精血，以润养之。"合"，综治也。临证诊疗需寒热兼调，通涩并举，药理兼用。"守"，坚守也。辨证既立，用药须坚定果断。尤其适合病程较长，症情复杂之慢性病。"变"，变化也。治法应视症情转变，灵活变化应用。

《女科正宗·广嗣总论》曰："男精壮而女经调，有子之道也。"患者既往癸水衰少，周期错后，经行腰酸乏力，皆为肾气不足之象，又因结婚7年未育而情绪受扰，思虑过度，导致肝气不舒，抑郁日久耗损精血，累及于肾，以致肝肾不足，精血衰少而神疲乏力，腰膝酸软。患者经行量少，看似应活血通经，然审证应属精血不足之象。

初诊时患者适值经期，朱南孙辨证患者阴血不足，冲任气滞，虽为经行之际，但经量偏少，故法宜养血活血、通利冲任，治遵"从"法。方中党参、黄芪二药协同补气健脾为君，脾为后天之本，气血生化之源，脾气健则运化得力、气血充足，脏腑得清气濡养，胞宫得气血而经行充盛。当归、丹参、川芎养血活血，使静中有动，补而不滞。巴戟天、淫羊藿补肾填精，偏补肾阳，取善补阴者，阳中求阴之意。二味药对使精血得养，生殖之精得以充盛。辅以软柴胡、广木香、川楝子、制香附、小茴香偏于温通，兼理气通滞、调畅气机，遵气行则血行之意。二诊患者经上方调补后胞宫充盛，冲任脉动，基础体温虽未提示双相，但似有行经之兆。朱南孙守法守方，补益肝肾、益气养血之余，不忘加一味王不留行，加重通利冲任之效，以利经行顺畅。朱南孙在补肾填精治本外，兼顾疏利冲任之功，遵循"合""守"之法。三诊后患者时隔近2个月自行转经，考虑其服药期间正值氤氲阴阳转化之期，故继以补肾填精、平补肝肾之法，其中菟丝子、覆盆子、桑椹、女贞子有益肾温煦助卵泡发育之效。另予石楠叶、石菖蒲开窍促孕，朱南孙认为石楠叶能令女侍男，有助阴阳相合。同时加路路通利气通络，助卵泡顺利排出，此为应时而变，治从"变"法。后两诊治宗前法增进，继以调经促孕，患者治疗3个月后，规律转经，虽未受孕，但基础体温从单相变为不典型双相，自觉分泌物增多，精力充沛，此皆脏腑安和、气血渐充之象。朱南孙建议患者此时行试管婴儿试孕，配合中药守法继服，一试即中。朱南孙辨证准确，用药果断，缓缓图治，功到自然成。

案 6

邵某,女,29 岁,已婚。

初诊(2010 年 4 月 15 日)

[主诉]未避孕未孕 2 年余。

[现病史]患者平素月经周期规则,月经史:初潮 15 日,经期 6～7 日,周期 35 日,经量中等,痛经(+),每行第一日时,腹痛难忍,服止痛药,方可忍受。今未避孕 2 年未孕,患者求嗣心切,遂来我院就诊。生育史:0－0－0－0。末次月经:4 月 14 日,未净。适龄结婚,配偶体健,男方精检正常,女方妇检无特殊,基础体温未测。刻诊:末次月经:4 月 14 日,未净,痛经(+)。畏寒肢冷,兹经水未净,无腰酸乳胀,夜寐安,胃纳可,二便调。舌淡苔薄,脉细弦。

否认高血压、糖尿病、心脏病等慢性病史,否认结核、肝炎等传染病病史。

[辨证]肝肾阴虚,冲任气滞。

[治则]养肝益肾,疏利冲任。

[处方]党参 20 g,当归 20 g,黄芪 20 g,巴戟天 15 g,淫羊藿 15 g,桂枝 12 g,吴茱萸 6 g,小茴香 12 g,川楝子 12 g,制香附 12 g,生山楂 9 g,菟丝子 12 g,覆盆子 12 g,石楠叶 9 g,石菖蒲 12 g,丹参 20 g。

7 剂。

二诊(2010 年 4 月 22 日)

药后无不适,刻下:夜寐安,胃纳可,二便调。舌淡红苔薄白,脉细弦。治宗原法。

[处方]当归 20 g,黄芪 20 g,川芎 9 g,熟地 12 g,巴戟天 12 g,淫羊藿 12 g,菟丝子 12 g,覆盆子 12 g,石菖蒲 12 g,石楠叶 9 g,陈皮 6 g,青皮 6 g,党参 20 g,丹参 20 g,鹿角片 12 g,桂枝 12 g,小茴香 12 g,川楝子 12 g,制香附 12 g。

12 剂。

三诊(2010 年 5 月 6 日)

末次月经:4 月 14 日,经期将近,乳胀腰酸,时有腹痛。刻下:夜寐安,胃纳可,二便调。舌红苔薄白,脉细。

[处方]生蒲黄 20 g,五灵脂 20 g,当归 20 g,黄芪 20 g,赤芍、白芍各 15 g,柴胡、延胡索各 6 g,小茴香 12 g,艾叶 9 g,桂枝 12 g,鹿角霜 12 g,生山楂 9 g,血

竭 3 g,炙乳香、炙没药各 3 g,川楝子 12 g,制香附 12 g,徐长卿 6 g。

12 剂。

四诊(2010 年 5 月 20 日)

经水逾期未转,自测尿绒毛膜性腺激素(－),余无不适,刻下:纳可,便欠实,一日行 1～2 次,寐安,小腹隐痛,舌暗苔厚腻,脉沉迟弦。

[处方]党参 20 g,黄芪 20 g,熟地 15 g,川续断 12 g,桑寄生 12 g,生白芍 5 g,柴胡、延胡索各 6 g,川楝子 12 g,制香附 12 g,青皮、陈皮各 6 g,小茴香 12 g,艾叶 12 g,吴茱萸 6 g。

7 剂。

五诊(2010 年 5 月 28 日)

停经 44 日,尿绒毛膜促性腺激素(＋),无腹痛,无阴道出血,纳可、便调、寐安。舌红苔薄白。右尺滑弦。

[处方]党参 20 g,白术、白芍各 15 g,熟地 12 g,川续断 12 g,桑寄生 12 g,青皮、陈皮各 6 g,狗脊 12 g,枸杞子 12 g,覆盆子 12 g,菟丝子 12 g,桑椹 12 g。

7 剂。

六诊(2010 年 6 月 3 日)

停经 52 日,无腹痛及阴道出血,纳可、便调、寐安。舌红苔薄白。右尺滑弦。

[处方]党参 20 g,黄芪 20 g,熟地 15 g,川续断 12 g,桑寄生 12 g,狗脊 12 g,生白芍 15 g,生白术 9 g,陈皮 6 g,菟丝子 12 g,覆盆子 12 g。

7 剂。

【按】《医宗金鉴》女子不孕之故,由伤其冲任也。肾藏精而主生殖,故不孕只因随繁而首当责之于肾。然肾多虚证,补肾便为治疗不孕的根本大法。肝藏血,而主疏泄,调畅气机。女子一生因经、胎、产、乳等数脱于血,尤赖肝血奉养。且精血互生,肝肾同源,固有"女子以肝为先天"之说。但肝血时耗,易使女子多气少血,肝气有余便易升易郁。肝气郁滞则气机不畅胞络受阻,难以摄精受孕;气有余则郁久而化火热灼肝经,易烧伤精血,有碍胎孕。本病例为一典型的肝肾阴虚,气滞血瘀。就如今的观点看来,经水不准,排卵期不明,则受孕之日遥遥无期。患者平素肢冷畏寒,经期腹痛难耐,肾阳不足,又兼求嗣心切,肝气不舒,气机不畅,冲任不利。故治拟疏肝解郁,补肾壮阳并重,治拟加味交感丸(《女科要旨》方):香附、菟丝子、当归为主,又兼芎、归、地、芍配伍养血调经;覆盆子、菟丝子、巴戟天、淫羊藿补肾助阳而益精血,柴胡、制香附、川楝子、王不留行疏肝行气;小茴香、吴茱萸温经散寒。二诊时经后 7 日,治宗原法,增强补肾促排卵之效,以石楠叶、石菖蒲以促进性欲,令女侍男,促进卵泡发育及排出,已知其不孕概因其排卵不佳,故至三诊,经水将至,即予以滋养肝肾,疏利冲任,温经散寒,疏肝理气。至四诊,从后面可看出,此时已经胎孕腹中,使用的平补肝肾之法,则是未孕补益,已孕保胎的两全之策。

第二节　医　　话

一、朱南孙话安胎

《素问》:"肾者主水,受五脏六腑之精而藏之。"肾中所藏之精,原为天一真水,是至阴之精,而有至阳之气。肾精主司机体生长发育和生殖功能。胎之成,正是成于肾脏之精。成胎之后肾精化气化水从冲任二脉下注胞宫而养胎,因此胎儿孕育正是依赖肾水之充足和肾气之旺盛。傅青主提出"夫胎者……肾水足而胎安,肾水亏而胎动"。张锡纯认为:"胎在母腹,若果善吸其母之气化,自无下坠之虞。且男女生育,皆属肾脏作强。"

朱南孙对妇女孕早期的调护倍加重视,她认为孕早期是胚胎成长的萌芽期,也是受孕过程中的一个薄弱环节阶段。原因就在于妇女妊娠后生理上有特殊变化,较平时容易患病,抑或素有宿疾,妊娠期加重反应,若能在早期保胎安胎,事半功倍。

关于胎动不安,朱南孙体察妇人情志致病,有独到之处。指出:妇人受妊之后,常有"胎不安则寐亦不安"之况,因而安胎安神紧密相关。盖女子以阴血为主,受妊后阴血下荫养胎元,阴血偏虚,肝木失于濡养,虚火内旺;其次,妇人善抑郁,受孕之身,生理变化,情绪易紧张不安。尤其前有堕胎史,或多年艰嗣,思子心切,一旦受孕见有腰酸、见红、小腹隐痛下坠等胎动不安诸症,或妊娠恶阻呕吐厌食,难免忧心忡忡,寝食不安,心绪不宁。"心为五脏六腑之大主",忧愁悲哀则心动,心动则五脏六腑皆摇。七情所伤可致胎动不安甚至胎坠,古人对此早有训诫。胎居母腹之中,全赖母之真气,若情志失调,则脏腑气血不和,胎自失养。朱南孙认为安胎同时应使孕妇神情安宁,同为安胎之要。朱南孙善在安胎药中妙加钩藤、首乌藤各 15 g,钩藤性凉味甘,清热平肝安胎,首乌藤性味甘平,养血安神,二药相伍,共奏清热平肝、宁神定志以安胎元之功。中药清热平肝安神,调理脏腑阴阳,气血调畅,可令胎动自安。

二、朱南孙话胎漏

近年随着气候变化,生活变迁,胎漏、胎动不安呈高发趋势。对此,朱南孙在继承前人、总结经验基础上认为胎漏不外乎"肾虚""气血虚弱""血热""血瘀"。

1. 肾虚证　禀赋虚弱,肾气不足;房事不节,惊恐伤肾,肾虚冲任不固,胎失所系。朱南孙多用寿胎丸加减,以补肾益气,固冲安胎。

2. 气血虚弱证　素体虚弱,气血不足,或孕后脾胃受损,化源不足。或因故损伤气血,气血不摄,血虚失养,胎气不固,而成胎漏。朱南孙多自拟补气养血,固肾安胎,方用胎元饮加减。

3. 血热证　素体阳盛,或孕后肝郁化热,或过食辛燥助阳之品,或阴虚生内热,或外热邪热,致令血热,热扰冲任,损伤胎气,而致胎漏、胎动不安;朱南孙多用益气养血,固肾安胎法,方用加味圣愈汤加减。

4. 血瘀证　宿有癥瘕之疾,瘀阻胞宫,孕后冲任气血失调,血不过经,胎失摄养;或孕后起居不慎,跌仆闪挫,或登高持重,或劳力过度,使气血紊乱,冲任失调,不能载胎养胎;多拟祛瘀消癥、固肾安胎法,多用桂枝茯苓丸加减化裁。朱南孙安胎中药常用:菟丝子、桑寄生、川续断、阿胶、巴戟天、山茱萸、杜仲、党参、黄芪、熟地、黄芩、白术、砂仁。其中菟丝子性味辛甘平,入肝肾二经,柔润多液,微温而不燥,补而不腻,平补阴阳,补益肾气;桑寄生养血安胎,强筋骨,壮胎气;续断补肝肾,强筋骨,通利血脉;阿胶为血肉有情之品,滋阴补肾,养血止血安胎;巴戟天、杜仲、山茱萸补肾固冲;党参、黄芪健脾益气,既补气以载胎,又补后天脾以资先天肾。白术补益脾气,养阳明之脉而安胎;黄芩清热坚阴,止血安胎。砂仁既行气和胃安胎,又可抑黄芩之苦寒;黄芪、熟地配伍,益气健脾,补肾养血,一阴一阳,固本安胎,以上治法,施之临床,每每获效。

此外,朱南孙还注重妊娠女子的养生,以防胎漏,强调女子在怀孕后未出现先兆流产前,即应进服中药固胎安冲,防止再度发病,或减轻病情以维持妊娠;饮食宜清淡,忌食膏粱厚味,羊肉、海米及辛辣刺激之物;在日常生活方面适当活动,心情愉悦,忌热水浴、热水泡脚,以免发生引血下行之弊。

三、朱氏妇科治滑胎

滑胎一症,巢元方谓"血气不足,故不能养胎,所以致胎数堕"。朱氏遵循前贤,认为本症以肾气虚弱,冲任受损者居多。为防微杜渐,应在怀孕兼有腰酸之象时即行服药安胎,以免一旦流血,旋即难免胎坠不及。治疗本症,要掌握 3 个原则:一是补气益血,凡有小腹重坠感觉,为中气不足,带脉失固,可用黄芪、太子参补气。益血乃是养胎助育之需,习用熟地、阿胶。二是益肾固胎,肾气不足则元不固,胎动不安或胎漏下血,应补益肾气以强冲任,使胞胎稳固,杜仲、续断为其常用之品。三是健运脾胃,因脾胃为水谷之海,生化之源,消化吸收,输布津液与母胎的营养和健康关系密切。朱氏安胎常用方药为:太子参、炒白术、白芍、阿胶、杜仲、续断、桑寄生、藕节、苎麻根。朱氏又强调指出:素有滑胎者,不宜过早再孕,因其冲任受损未复,胎元不固,极易再次陨堕。每逢滑胎者,叮嘱小产后必须避孕半年,且服杜仲、续断、菟丝子、覆盆子、紫河车、黄芪、生地等品调补奇经,待其肾气得充,气血得复,任通冲盛,则胎元可固,不致轻易滑坠。朱氏认为,滑胎者见红来诊,胎元已损,腰酸一症可为小产预兆,此时即以安胎,常能使胞胎得固。

四、血竭应用经验

血竭,别名:麒麟竭、海蜡、麒麟血、木血竭。属棕榈科植物麒麟竭果实和藤茎中的树脂。最早出自《雷公炮炙论》:"凡使,勿用海母血,真似骐骥竭,只是味咸并腥气。骐骥竭味微咸甘,似栀子气是也。"其味甘、咸、性平、小毒,归心经、肝经,有散瘀定痛、止血、生肌敛疮的功效。主治:跌打损伤、内伤瘀痛、痛经、产后瘀阻腹痛、外伤出血不止、瘰疬、臁疮溃久不合及痔疮。《新修本草》记载"主五脏邪气,带下,心痛,破积血,金创生肉"。其内服:研末,1~1.5 g,或入丸剂。外用:适量,研末调敷或入膏药内敷贴。

海派朱氏妇科的加味没竭汤,就是朱南孙仿《医宗金鉴·产后门》夺命散(血竭、没药)治胞衣不下立意,以血竭化瘀散膜定痛为君,《太平惠民和剂局方·治妇人诸疾》失笑散(蒲黄、五灵脂)活血化瘀止痛为臣;配以乳香、没药活血祛瘀止痛,三棱、莪术散瘀行气,生山楂消食积,且能化瘀,青皮疏肝破气,消积化滞。《本经逢原》:血竭,助阳药中同乳香、没药用之者,取以调和血气,而无留滞壅毒之患。全方诸药相配,既能化瘀行滞,又能散膜止痛,用于妇女痛经,尤其膜样痛经和子宫内膜异位症、盆腔炎等引起的痛经。

加味没竭汤主治的膜性痛经古代记载很少。《竹林女科证治·调经上》有"经来不止,下物如牛膜片"的描述,病机不外气滞瘀阻,以每转腹痛,有大小不等瘀块及膜状块物随经血排出,块下则痛减或消失为主症。在治疗上经前应活血化瘀散膜为主,经期祛瘀止血,通涩并用,旨在化瘀散膜止痛,而不使阴血过于耗损。经后则以益气养血、调补肝肾为法。此外,子宫腺肌病是西医的病名,在中医学中无此病名记载,但其临床症状和体征属于中医的"痛经""癥瘕""月经过多""经期延长"等病的范畴。典型症状是继发性痛经、进行性加重,月经量多,经期延长和子宫增大。临床用药上以化瘀止血止痛为主,加用血竭粉散瘀定痛、止血,常配乳香、没药、延胡索等。血竭粉一般每剂 2 g 吞服,或加入熬好的中药一起冲服。月经间期起服,连服 10 剂,或月经量减少、痛经减轻停服。

五、犀角地黄汤治产后血崩

前贤有云:"胎前宜清,产后宜温。"临证也不尽然。朱南孙曾以犀角地黄汤治疗产后血崩获效。

众所周知,血崩本非轻症,然产妇得之尤为重症。原本产后已是亡血伤津之体,又复见血崩如注,病势已是凶险。然又见发热如燔,若炽盛的热势,与血相搏,可使疾病迅速传变,症情则将更是危笃。

《素问·阴阳别论篇》云:"阴虚阳搏谓之崩。"此乃因高热燔灼,阳热亢盛,热伤营血,迫血妄行,以致暴崩如注,其势甚猛,犹如洪水决堤,此为崩漏之最。若不速速制之,则可致血耗气脱,有性命之忧,塞流止血刻不容缓。投之以犀角地黄汤,用犀角 0.6 g、鲜生地 60 g、侧柏叶 30 g、大青叶 12 g、仙鹤草 60 g、牡丹皮 9 g、三七粉 2 g。

血崩之因,有热有瘀有气虚。热迫冲任而妄行也;瘀阻冲任则血不循经也;气虚则不能固摄也。本案患者为产后高热、血崩并见,伴随口干神疲,舌红少苔,脉数,显然是热邪燔于血分,血热伤络。虽然古人有训,"产后宜温""暴崩宜温宜涩"。此时万不可拘泥此说。犀角地黄汤本是用治伤寒温病,热伤失血之方,全方功能清热凉血止血,可平息血海之沸溢。方中犀角清解血分亢热,又以鲜生地、大青叶、侧柏叶、牡丹皮、仙鹤草凉血止血。其中用大剂鲜生地是取其甘寒多汁,性凉而不滞。功能清热生津,凉血止血,并能止血而不留瘀;佐入善清血热而又能活血散瘀的牡丹皮,使血流畅而不留瘀,血热清而不妄行。更妙的是在大队凉血止血药中,加入性甘温、善化瘀血而又止血的三七粉,是宗《济阴纲目》"凉血之中,又须破瘀解结"之旨,于行凉血止血之法时,毋使血行有半点凝滞,免致日后留瘀为患。全方紧紧抓住产后多瘀的病机,投方用药缜密,丝丝入扣,使病者迅速转危为安,化险为夷。

六、清肝解郁愈数十年重症痛经

朱南孙认为性格亦是引起痛经的原因之一,性格内向的人,易于抑郁,肝气郁结,郁而化火,可见经前心烦易怒,口干咽痛,夜寐不安,大便秘结等症。治疗应疏肝清热解郁。如治卢某痛经一案,患者为未婚女子,性格素来内向,平常沉默寡言,病原发痛经 10 年,伴昏厥,肢麻抽搐,服止痛片痛经依然如故,来朱南孙门诊求治,投以平肝清热,理气调经。药用:生地、丹参、柴胡、郁金、合欢皮、青皮、陈皮、地骨皮、青蒿、茯苓、茯神、钩藤、首乌藤。每于经前服药 7 剂,连续服用两个经周,痛经若失。全方是以清解肝热,疏解郁滞为主。方中虽未用理气止痛药,却使数十载重症痛经得以痊愈。纵观此案首先是朱南孙辨证准确,采用审因论治,祛除其引起痛经的原因,使郁滞解,气机调畅,气行血亦行,气血流畅,冲任无滞,痛经自不作矣。方中朱南孙还用了茯苓、茯神、首乌藤养血宁神之品,缓解患者精神紧张状态,寐安神宁,肝气亦平和。

第五章
名医工作室团队
跟师心得体会集萃

忆随师侍诊的日子

那是20世纪90年代初的一个金秋十月,我有幸成为朱氏妇科学术继承人,正式与老师建立师生关系。回忆随师侍诊的3年中,与老师朝夕相处的那段日子,我深深感谢栽培我,为我曾经付出过很多心血的朱老师。使我不但在医术上得到老师的悉心指点,获益匪浅,受用终身,也从朱老师那儿学到了为医所必须具备的优良品质——大医的精诚。

诚是为人之道,朱老师的诚体现在她的为人,朱老师为人谦和、博爱、不贪图名利,从不以名医自居。对学生朱老师是一个非常和蔼可亲、又严格要求的师长。3年中为了带好我和师兄,当时已是古稀之年的老师花费了不少的心血,真是尽心尽责,诲人不倦。老师的上午门诊常常到下午一两点钟才能结束,有时下了门诊顾不上休息,还要带学生到家中交谈讲解,她以自己的辛苦为让学生能多一点临床跟诊的机会,聆听老师的讲解,让我们能更深、有更多的机会了解老师、了解朱氏妇科。老师的敬业精神,为我们做学生的树立了很好的榜样。

老师对中医妇科事业执着追求,关心中医妇科的发展与将来,对学生寄予厚望,为了培养中医妇科的接班人,对学生是悉心教诲,毫无保留,倾囊相授她精湛的医术。老师临证注重辨证论治,常常告诫学生,治病一定要讲究辨证论治,丢掉辨证就丢掉了中医的根本,是看不好病的。所以老师的辨证分析精确,多能紧扣病机;遣方用药看似平淡,但却丝丝入扣,寓意深刻,临床效验卓著,可谓是"平淡之中见神奇"。朱老师将诊治妇科疾病的要领归纳为"审阴阳,看动静"。将妇科病治法精炼为"从、合、守、变"四个方面,提纲挈领,收执简驭繁,由博返约之效。审阴阳,看动静,是以阴阳二纲为统领,通过辨别人体阴阳之盛衰,审察人体气血的虚实动静变化,分辨由此造成经候行止失常及胎产带下诸疾的属性,分别为有动之疾和静之疾。如崩漏、月经先期、月经量多、胎漏等血热妄行或气虚不摄引起的血行过度为动之疾;闭经、月经后期、经少、胎萎不长等由气血不足,当行不行,当养无所养诸疾为静之疾。以静属阴,动为阳,采取以静制动,以静待动,或动静相结合的治法,或更有动之疾复用动药治动症,静之疾复用静药疗静症。或取从治法,热因热用,寒因寒用,通因通用,塞因塞用;或用合治法,攻补兼施,通涩并用,寒热合调,行瘀止血。或坚守病机,辨证无误,当坚守原则。静守原法出入调治病程长、症情复杂的慢性疾病。或灵活变通,据证之进退、症情的不同阶段,法随证变。治病的原则是遵从《内经》"谨察阴阳所在而调之,以平为期"。立意为平和阴阳,平调寒热,泻实补虚,以气血平和为贵。

对求医的患者,老师是掬诚相待,一视同仁,视若至亲。老师是一个富有同情心人,对患者十分热情诚挚,耐心倾听,细心诊察,详细解释病情。遇上经济上有困难的患者,朱老师还免费为其治疗,尽量减轻患者的负担。对因病情绪抑郁的患者,与其亲切交谈,解除患者的精神负担,因此患者对朱老师是非常的景仰和信任。

随着时间的流逝,有些记忆会淡漠,但老师的教诲,老师的行医风格,老师高尚的品质,对医术的精益求精,至今仍然历历在目,永远不会忘却,成为我的楷模。3 年的随师学习,与老师之间既是师生,又有如同母女般的感情永远不会淡漠。是朱老师真正把我领进了中医妇科的殿堂,愿为她付出,愿为她奉献。

(王采文)

大道至简,道正理明

光阴似梭,我已跟随朱师二十五载,吾师传术授业释理解惑,我边学边领悟,收获颇丰。朱师德艺双馨,理验俱丰,所创"从、合、守、变"学术思想贯穿其中,一直影响指导我从医从教,乃至做人。

大凡名医皆以文为基,以经(《内经》)为根,基于临床,追求疗效。朱氏妇科百年相传,朱师继承祖业,师传经典,融各家学术于一炉,凝练出"从、合、守、变"

这一富有哲理的临床思辨四法。朱师曾撰文曰：妇人一生经孕产乳处于动静相对平衡矛盾运动中，即阴阳转化变化过程中的动静平衡则健康，动静失衡则必致疾病。治疗应遵《内经》"所胜平之，虚者补之，实则泻之，不虚不实，以经取之"，以及"谨察阴阳所在而调之，以平为期"为原则，故提出妇科治疗应"动静相宜，以平为期"。并据此将临床正治反治、灵活多变的法则，执简驭繁，归纳为"从合守变"辨证论治要点。朱师仁心仁术，医术高超，医德高尚，"从合守变"不仅是其临床医术、医理思辨的概括，以文化志，也是朱师行医为人之道。

"从"者，顺从，依从，审因而治也，即反治法。《经》云：正者正治，反者反治，皆从因而治，重在求因。《经》云："必伏其所主，而先其所因。"朱氏妇科所创"妇科十问歌"，以问诊为首务，反对"相对斯须，便处汤药"。详问细问，边问边梳理，明病因，探病机，原委清晰，方能用药精准。如盆腔炎、子宫内膜异位症，究其因为经事欲行或未净之时不慎房事引起热瘀互结，冲任失疏而致盆腔疼痛，也谓热入血室之症。又如出血量多或淋漓日久不止，实为瘀阻所致崩漏，必化瘀止血。妇科患者多隐讳之疾，和颜悦色，耐心细致，非细问不能澄其源，审因论治，梳理头绪，以求治本。

"合"者，合并，兼而治之。病机错杂，动机失匀，寒热虚实兼见。治当寒热兼调，通涩并用，补泻兼施。朱师善用药对，如益母草合仙鹤草，以通涩调经；莪术配白术，以补消结合治痰凝经闭或癥瘕结聚；熟军伍炮姜炭，寒热攻守相配，治崩漏经久不止。朱氏妇科临床重在辨证，遵中医整体观，认为妇人"乙癸同源，肝肾为纲"，提出"治肝必及肾，益肾须疏肝""调理冲任，贵在通盛"。朱小南早年提出"乳胀不孕"，现在证实输卵管不通或不畅者大多有经前乳胀之症。因此，"合"者则是中医"整体、个体、动态"的综合诊疗。朱师治疗不孕、滑胎、先兆流产以及崩漏等疑难病症，治多以"三调"，即调体、调经、调神，合而治之。比如久孕未孕，输卵管通而不畅，朱师切脉查体，脉细软无力，谓体虚气弱，鼓动无力，治以补肾益气通络助孕。重视调神，治病先治心，《素问气机保命集》曰："药非正气不能运行，针非正气不能驱使，故曰针石之道，精神进，志意治则病可愈，若精神越，志意散，虽用针石，病亦不愈。"清程杏轩《杏轩医案》也谓"情志中病，未可全凭药力，务须屏烦颐养，方能根除"。朱师耐心细致诊病，患者哭泣而来，每每高兴而归。也常配与首乌藤、合欢皮、百合、灯心草、茯神等药疏肝解郁，安神宁心。朱师还嘱患者日常多以饮食调养，如香菜蒸气止呕法治疗妇女妊娠呕吐剧烈者，医食合治,验之效佳。

"守"者,固守、保持,朱师谓恒也。谨守病机,治在平衡。朱师常谓:"慢病在养,辨证即确,守法守方,缓缓图治,必责近功。"如慢性盆腔炎,热瘀互结,病久伤正,肝肾亏虚,治当清热化瘀,补肾疏冲。脾虚血亏者,有当以健脾养血为主。卵巢早衰、闭经,如肝肾亏虚、冲任失调,当缓补调治,时值冬令之际,宜滋补调养,朱师更善用膏方进补。

"变"者,变通也。知常达变,圆机治法,急则治其标,缓则治其本,因人因地因时而变,病机转变,治当变通。喻嘉言有云:"医者意也,如对敌之将,操舟之工,贵乎临机应变。兵无常形,水无常势。"朱师勤奋好学,得朱氏妇科祖辈之真施,又跟随多师,先后求教于徐小圃、丁仲英、唐吉父等名家,与时俱进,尊重西医同道,吸取现代诊疗技术和方法。朱师谓:传承中医,既要学习经典,原汁原味,又要触类旁通,敢于创新,师古而不泥古。"善为医者,临事制宜,随机应变,审当轻重。"方以载道,朱氏著名治疗严重血崩验方"将军斩关汤",取其数味主药,以失笑散为君,更新为具有祛瘀生新止血的新验方。又以失笑散为主,配古方"通幽煎""血竭散"化裁为治疗血瘀重症痛经的效方——加味没竭散(即化膜汤)。96岁高龄的朱老仍为追求临床疗效探索新法、新方、新用量。

朱师从医七十载,精勤不倦,历经磨难,荣辱不惊,意志弥坚,以医为业,自出机杼,知常达变,大医精诚,道正理明,做人以道,平淡宽容,其学术思想,简练揣摩,"从合守变",由博返约,可谓是其从医做人,博极医源的写照,永是我们学生的楷模。

（胡国华）

以德为行,以学为上

自 2001 年拜入朱南孙教授门下至今已有十五载,从当时的懵懵懂懂到现在自己也已桃李成蹊,不得不感慨光阴如梭、流年似水。恩师朱南孙教授祖辈三世业医,临诊圆机活法在握,辨证论治进退有序,在伴随师侧的 15 年中,我无时无刻不深受恩师影响。恩师就像一面旗帜,用自己 70 余年的临证经验和高洁行为,为我们诠释了医者的职责、使命和医德。

恩师作为朱氏妇科第三代传人,身负两代名医的学术积淀,但她并不满足于仅仅继承前人的思想，她睿智好学，勤于思考，在临诊之余勤奋笔耕，再加上多年的从医经验，形成了一套独特的理论体系，在学术上古今借鉴，扬长避短，衷中参西，追求创新，提出"审动静之偏向而使之复于平衡"的临床治疗原则，临诊治疗注重"乙癸同源，肝肾为纲""冲任以通为盛""阴阳既济，以平为期"，主张以动静观指导临床，在继承前人经验的基础上，最终发展形成了独具特色的"从、合、守、变"的中医妇科临证四法。恩师常说"医学之事，常学常新"，即使现在已95岁高龄，闲暇时的老师仍时时翻阅医书，临诊用药亦与时俱进，学生病家莫不好评。所谓"博极医源，精勤不倦"大抵如此罢。

"凡大医治病，必当安神定志，无欲无求，先发大慈恻隐之心，誓愿普救含灵之苦。"恩师为人谦和，平淡宽容，虽已年逾九旬但仍每周坚持出诊，求治者接踵摩肩，忧戚而来、开颜而去者不可胜数。梅之高洁，傲雪凌霜，梅之品格，报春大地。恩师淡泊名利，大气博爱，她从不吝惜分享她智慧的结晶，对于学生她有问必答、从不藏私，也难怪曾有采访老师的记者感慨"大医无秘方"。

为医之道，以德为行，以学为上。随师十五载，"精、诚"二字已深深烙印于我辈心中，行医路漫漫，我不会忘却老师的教导，将朱氏妇科之薪火永传。

（董　莉）

调经助孕重视补肾填精

朱师根据《素问·上古天真论篇》"女子七岁肾气虚，齿更发长；二七天癸至，任脉通，月事以时下，故有子"及《灵枢·本神》"生之来谓之精，两精相搏谓之神"等理论，结合长期临床经验，认为受孕之要，在于平时注重补肾填精，胎之成与安依赖肾精充足和肾气旺盛，故补肾助孕是治疗不孕的基本着眼点。

朱师遣方多以圣愈汤加补肾类中药为主，而补肾药中，于肾阳衰弱者，以温补肾阳为主佐以滋肾阴；于肾阴不足者，以滋肾阴为主佐以温补肾阳，以循"善补阳者，必于阴中求阳，则阳得阴助而生化无穷；善补阴者，必于阳中求阴，则阴得阳升而泉源不竭"。此外，滋补肾精当甘咸柔养，切忌单用厚味壅补，应配伍健脾助运、调达气机之品，以免滋腻碍胃；温补肾阳，宜甘辛温润，切忌辛燥刚烈，助阳伤阴。朱师常用补肾填精之熟地、女贞子、桑椹、菟丝子、淫羊藿、巴戟天、枸杞子，健脾养血之党参、黄芪、当归，开窍醒脑之石菖蒲，血中主药川芎，并取石楠叶补肾之用,组成促卵助孕方,治疗不孕症,疗效良好。

(赵　莉)

大医精诚,薪火永传

　　时光荏苒,2013年我有幸入选上海市近代中医流派传承中心第三批继承人,跟朱师临证学习已经10年了。朱南孙系"朱氏妇科"第三代传人、国医大师,为当今国内外著名的一代妇科大家。跟朱师学习期间,不但学习朱师的精湛医术、对医学的孜孜不倦、钻研的刻苦精神,更学习她老人家的高尚医德和品格。

　　朱师独步杏林七十五载,秉承家学,发奋努力,虚心勤勉,博采众长,在前辈的学术中,又汇入各家临床大师的精髓,融为一体。她破除门户,扬长避短,衷中参西,追求创新,大大丰富发展了朱氏妇科。朱师常说:"流水不腐,户枢不蠹。"至今仍活跃在临床一线。朱师学有渊源,临诊圆机活法在握,辨证论治进退有序,至晚年医术更为精湛。平日坐堂求诊者企踵相接,忧戚而至,开颜而去者,不可胜数。诊务之暇,潜心于历代经典,兼收并蓄,结合自己临床经验,总结和发表了不少真知灼见。对妇科病的论治注重调气血、疏肝气、健脾气、益胃气。她根据《内经》"所胜平之,虚者补之,实者泻之,不虚不实,以经取之"及"谨察阴阳所在而调之,以平为期"的理论,提出审动静之偏向而使之复于平衡是临床治疗之原则,临证施治总结概括为"从、合、守、变"富有哲理性的四法。她体会到女子疾患多隐微深奥,变化难测,以运动学纵观,妇女一生是一个动与静相对平衡的矛盾运动的过程,如经水盈亏满溢,周而复始;十月怀胎,一朝分娩;产褥哺乳,经水暂闭。动静平衡体现在妇女每个生理阶段和每月、每日的生理变化之中。阴阳乃变化之根本,属抽象概念,而动静则是具体表现。动静平衡协调则健康,动静失衡则必致疾病。清代叶天士提出"女子以肝为先天"之说,诸医尊之。朱南孙提出"治肝必及肾,益肾须疏肝",肝肾为纲、肝肾同治的观点。综观朱南孙辨证用药多体现这一特点,如在柴胡、淡黄芩、广郁金、青蒿、夏枯草等疏肝、清肝方中,常配以女贞子、桑椹、枸杞子、川续断、桑寄生等益肾之品;在滋补肝肾方中少佐青皮、川楝子等疏达肝气之药。并且强调肝肾在月经周期中的作用,经前肝气偏旺者重于疏肝理气调经;经后肾气耗损偏重于补源以善其本。为此朱师常嘱后学:"此类药物貌似平常,权衡却在因人因时之宜"。

　　朱南孙不但医术精湛,医德尤其高尚,凡与她共事、随她学医者,无不为她的谦和和宽厚所感染。她待患者如亲人,诊病时和蔼亲切、不分贫富,均一视同仁;待同道、同事谦虚宽容;待晚辈、学生言传身教,关心备至。朱师重名节而淡名利,甘于付出不求索取,仁心博爱,有口皆碑。大医精诚,"精"与"诚"不分主次,朱师用自己75年的行医经验和高尚圣洁的行为,为我们诠释了医者的职责、使命和医德,是我们学习的楷模。

　　朱师重视人才培养,言传身授,毫无保留地把自己的经验传授给中青年医师,培养学术继承人。如今朱师已是桃李满天下。朱师的不懈努力,使得朱氏妇科成为近代我国中医妇科的一大特色流派。朱氏妇科的不断发展,形成了"资天癸,理肝气,经带通调;究奇经,养气血,毓麟之本;君臣精专,佐及兼症,善用药对;诊治妇疾,经孕产乳,适时为贵"的学术思想。我们继承人要继续学习总结朱南孙的学术思想和临床经验,传承朱氏妇科流派,惠及病患。

(陆建英)

附　篇

附录　朱南孙名医工作室团队
撰写著作、科研获奖题录

一、学术著作

[1] 朱南孙. 朱南孙妇科临床秘验[M]. 北京：中国医药科技出版社，1994.

[2] 朱荣达. 朱小南妇科经验选[M]. 北京：人民卫生出版社，2005.

[3] 朱南孙. 朱南孙膏方经验选[M]. 上海：上海科学技术出版社，2010.

[4] 朱南孙. 朱氏妇科药对药组精粹[M]. 上海：上海古籍出版社，2015.

[5] 朱南孙. 海派中医朱氏妇科[M]. 上海：上海科学技术出版社，2016.

[6] 董莉，许传荃. 朱氏妇科朱南孙临证经验集[M]. 北京：科学出版社，2018.

二、科研成果

1. 2011 年，"传承和发展清肝益肾、断经消瘤法治疗子宫肌瘤的临床实践及作用机制"获中国中西医结合学会科技进步三等奖。

2. 2015 年，"一种治疗更年期子宫肌瘤的中药组合物及其应用"获国家发明专利。

3. 1991 年，"中医药治疗子宫肌瘤临床和实验研究"获上海市科学技术进步三等奖。

4. 1993 年，"加味没竭汤对原发性痛经中前列腺素及其相关因素的影响"获上海市卫生局中医药科技进步二等奖。

5. 2010 年，"传承和发展活血化瘀法治疗子宫肌瘤的临床实践及作用机制"获上海市科技进步三等奖。

6. 2017 年,"朱氏妇科'从合守变'理论在卵巢早衰防治研究中的应用"获上海中西医结合科学技术奖。

7. 2019 年,"朱氏妇科'从合守变'理论在围绝经期抑郁症中的应用"获上海中医药科技奖。

参考文献

［1］ 中华医学会. 临床诊疗指南·妇产科分册［M］. 北京：人民卫生出版社,2007.

［2］ 曹泽毅. 妇产科学［M］. 北京：人民卫生出版社,2008.

［3］ 金晶,卢苏. 卵巢储备功能下降的中西医研究进展［J］. 江苏中医药,2012, 44(2)：72－74.

［4］ 乐杰. 妇产科学［M］. 北京：人民卫生出版社,2009.

［5］ 张玉珍. 中医妇科学［M］. 北京：中国中医药出版社,2002.

［6］ 沈金鳌. 妇科玉尺［M］. 天津：天津科学技术出版社,2000.

［7］ 朱南孙. 海派中医朱氏妇科［M］. 上海：上海科学技术出版社,2016.

［8］ 曹泽毅. 中华妇产科学［M］. 北京：人民卫生出版社,2005.

［9］ 谢幸,苟丽文. 妇产科学［M］. 北京：人民卫生出版社,2013.

［10］ 罗颂平. 中医妇科学［M］. 北京：高等教育出版社,2007.

［11］ 朱南孙. 朱南孙妇科临床秘验［M］. 北京：中国医药科技出版社,1994.

［12］ 朱南孙. 朱小南妇科经验选［M］. 北京：人民卫生出版社,1981.

［13］ 丰有吉,沈铿. 妇产科学［M］. 2 版. 北京：人民卫生出版社,2012.

［14］ 中华中医药学会. 中医妇科常见病诊疗指南［M］. 北京：中国中医药出版社,2012.

［15］ 张玉珍,谭万信,尤昭玲. 中医妇科学［M］. 北京：中国中医药出版社,2012.

［16］ 朱南孙. 中华名中医治病囊秘·朱南孙卷［M］. 上海：上海文汇出版社,2000.

［17］ 胡国华,黄素英. 海派中医妇科流派研究［M］. 北京：中国中医药出版社,2012.

［18］ 胡国华,罗颂平. 全国中医妇科流派研究［M］. 北京：人民卫生出版社,2012.

［19］ 严勤华. 朱南孙学生经验拾掇［J］. 中医文献杂志,1997,25(2)：27－28.

［20］ 沈杨,许茜,徐洁,等. 子宫肌瘤危险因素的流行病学调查研究［J］. 实用妇产科杂志. 2013(29)：189－193.

［21］ 王泽华. 妇产科治疗学［M］. 北京：人民卫生出版社,2009.

［22］ 范永升. 金匮要略［M］. 北京：中国中医药出版社,2007.

［23］ 罗颂平. 中医妇科学［M］. 北京：高等教育出版社,2008.

［24］ 上海市中医文献馆. 海派中医妇科膏方选［M］. 上海：上海交通大学出版社,2008.

［25］ 李文校注. 黄帝内经［M］. 沈阳：辽宁民族出版社,1998.

［26］ 夏之秋校注. 景岳全书［M］. 北京：中国中医药出版社,1994.

［27］ 王三尊. 医权初编［M］. 上海：上海科学技术出版社,1986.

［28］ 巢元方. 诸病源候论［M］. 北京：中国人民大学出版社,2010.

［29］ 肖诗鹰,吴萍点校. 济阴纲目［M］. 沈阳：辽宁科学技术出版社,1997.

［30］ 张玉珍. 中医妇科学［M］. 北京：中国中医药出版社,2007.

［31］ 崔国玲,杨慧萍. 甘温除热法治疗更年期综合征 30 例［J］. 山东中医杂志,1996,15(12)：544.

［32］ 林君玉. 甘温除热法治疗气虚发热 100 例［J］. 新中医,1998(7)：24.

［33］ 朱南孙. 朱南孙膏方经验选［M］. 上海：上海科学技术出版社,2010.

［34］ 董莉,许传荃. 朱氏妇科朱南孙临证经验集［M］. 北京：科学出版社,2018.